U0098889

金塊 文化

金塊 文化

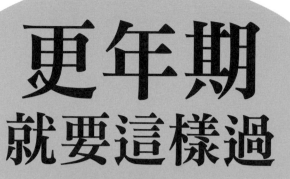

更年期
就要這樣過

高政南醫師◎著

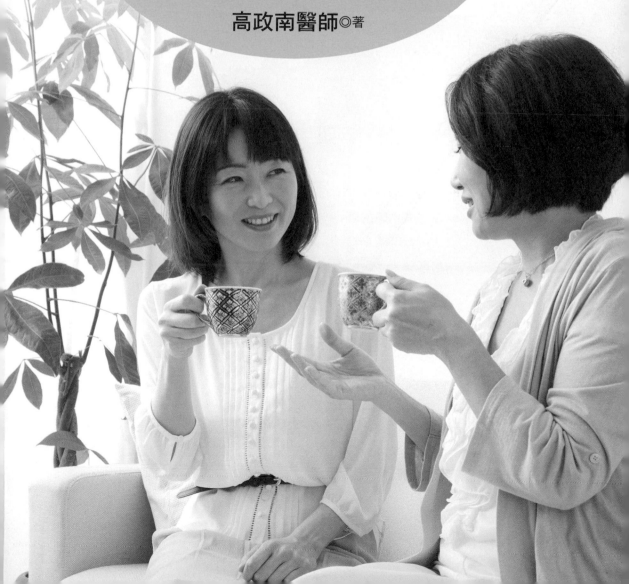

目錄

CONTENTS

第四章 如何確定更年期綜合症 107

目錄

CONTENTS

　　在生活中，經常會碰到這樣的中老年女性朋友，在絕經前後，時有潮熱汗出、心悸、胸悶氣短、情緒焦躁、失眠等現象，嚴重影響了生活、工作，造成家庭、社會關係緊張，為此而多方求醫，但多數檢查都未能發現異常，最後醫生給的診斷往往是「更年期綜合症」。

　　到底什麼是更年期綜合症呢？在此期間會有哪些身體不適現象和心理改變？應該如何進行調節和防治呢？這都是大家非常關心的問題。此前已有許多書籍對其進行介紹，有的不夠詳盡，有的語言多採取醫學術語，普通人難於理解。本書採用圖解方式，圖文並茂，語言簡潔、生動且內容不失詳盡，通俗易懂，沒有經過專業醫學訓練的人也很容易理解，另外本書還增加了關於男性更年期的內容，並且更關注更年期保健護理，呈現生物、社會、心理共同作用的現代醫學模式。願讀者們閱讀後能消除對更年期的疑慮和恐懼，增加必要的防護知識，走出更年期帶來的種種困擾，以便輕鬆、順利地渡過這一人生必經階段。

第一章

揭開「更年期綜合症」的神秘面紗

更年期是每個人一生中所必需經歷的一個階段，就像青春期標誌著性成熟一樣，更年期的到來意味著性功能的衰退，這時不可避免地要出現身體的一些變化和不適應，引起精神上的恐慌，於是四處求醫問藥，以至導致心理疾病。其實，不必過度緊張，這些表現都是正常現象，大部分人能安全渡過，只有少數人需要接受藥物等治療。

1.初識更年期

■女性人生階段的劃分

女性的一生，由呱呱落地到衰老死亡，通常要經歷幾十年，甚至百年以上。這漫長的人生大致可劃分為以下幾個階段：

新生兒時期

出生～4周為新生兒期。胎兒在子宮內由於受到母體性腺及胎盤所產生的性激素（主要為雌激素）的影響，其子宮、卵巢及乳房可有一定程度的發育，極個別的出生後可有溢乳和少量陰道出血，這些屬於生理現象，通常很快就會消失。

幼年時期

4周～12歲為幼兒期。此期內生殖器官處於幼稚狀態。7～8歲起，內分泌腺開始發育，逐漸出現女性的一些特徵，如骨盆漸變寬大，皮下脂肪漸增多。10歲左右，卵巢中的卵泡有少數開始發育，但絕大部分都達不到成熟程度。11～12歲時，第二性徵開始出現。

青春期

一般在13～18歲之間，從月經來潮至生殖器官發育成熟。此期生殖器官迅速發育，性功能趨於成熟，第二性徵明顯。這時音調變尖，

乳房發育隆起，陰毛、腋毛增加，脂肪分佈於胸、肩及臀部，顯現出女性特有的體表外形。

丘腦下部和垂體的促性腺激素分泌增加，促使卵巢開始增大，卵泡細胞產生性激素（雌激素），在性激素的作用下，內、外生殖器官均逐漸發育成熟。12～13歲時開始出現月經，第一次行經稱為「初潮」。由於卵巢功能尚未穩定，所以初始月經常不規則。一般多在兩年左右月經才漸變為有規律，如果到了18歲，女孩仍不見月經來潮，應及早到醫院查明原因。

性成熟時期

一般自18歲左右趨於性成熟，歷時約30年左右的時間。此期為卵巢生殖功能與內分泌功能最旺盛時期。全身各部分發育成熟，有規律的月經，每隔大約4周發生一次，並出現週期性排卵。此期的女人具有生育能力。

更年期

一般發生於45～55歲間，是婦女由成熟期進入老年期的一個過渡時期。此時卵巢功能由活躍轉入衰退狀態，排卵變得不規律，直到不再排卵。月經逐漸不規律，到最後完全停止。

處於更年期的部分婦女，由於卵巢功能衰退，自主神經功能調節受到影響，可出現陣發性面部潮紅，情緒易激動，心悸與失眠等症狀，稱為「更年期綜合症」。

老年期

一般指55～60歲以後，機體所有內分泌功能普遍低落，此期的婦女卵巢功能進一步衰退。除全身發生衰老改變外，生殖系統亦逐漸萎縮。

關於老年期年齡的劃分，目前尚不統一。聯合國世界衛生組織定

義65歲以上為老年人；國際老年學會亞太地區會議定義60歲以上為老年人；中華老年醫學會暫以60歲以上為老年人。又有人建議將老年人分為三組：老年組，年齡為65～79歲；高齡組，80～89歲；長壽組，90歲以上。

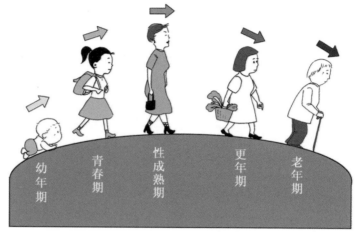

女性人生階段的劃分

幼年期　青春期　性成熟期　更年期　老年期

■什麼是更年期？

更年期是人體由成熟走向衰老的過渡階段，是不以人的意志為轉移的正常生理現象。更年期一詞是由希臘文「climacteric」翻譯而來，「climacteric」的原意是「階段」，在英語中又有「轉變期」、「關口」和「危機」的意思，這意味著更年期是人生中的重要轉捩點和關鍵時期。

單就婦女而言，如果我們把月經、排卵和產生雌激素看作是正常卵巢功能的「三部曲」的話，那麼絕經便意味著這三部曲的解體，由此，婦女一生中的「危機」和「關口」也就到來了。然而，絕經和排卵的終止事實上並不會對健康構成多大威脅，但雌激素分泌停止則會給健康帶來許多麻煩，表現為更年期綜合症。

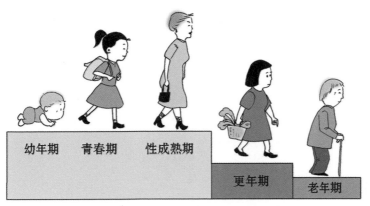

幼年期　青春期　性成熟期　更年期　老年期

更年期是人體由成熟走向衰老的過渡階段

■什麼是婦女更年期？

　　婦女更年期是卵巢功能逐漸衰退到最後消失的一個過渡時期，其中以月經停止（絕經）的表現最為突出。絕經的歲數一般在45～52歲之間。大多數婦女在絕經前可有月經週期逐漸延長，月經出血量逐漸減少，以至最後完全停止。但有時也可以先是月經變得沒有規律，以後才月經停止。也有因為手術、放療使卵巢功能受到破壞而發生絕經的。一般將絕經前後伴有一系列以自主神經功能紊亂為主的症候群，稱為更年期綜合症。

■更年期的特點

　　更年期主要表現為人體的內分泌功能減退或失調，最突出的是性腺功能的變化。這一變化或輕或重會引起體內一系列平衡失調，使人體的神經系統功能與精神活動狀況的穩定性減弱，從而導致人體對環境的適應能力下降，對各種精神因素和軀體疾患都比較敏感，以致出現情緒波動，感情多變，並可誘發多種疾病。

如果在進入更年期前，對此有足夠的精神準備與認識，就能在心理上較快地適應更年期機體內環境的變化，從而避免或減少各種症狀的發生，平安渡過更年期，順利邁進老年生活。

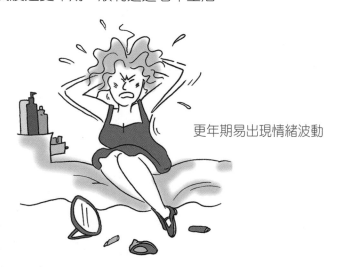

更年期易出現情緒波動

2.絕經與更年期

■幾個關於「絕經」的概念

1.絕經：指婦女一生中的最後一次月經，可分為自然絕經和人工絕經。

自然絕經：婦女在50歲左右月經停止，最後一次月經稱為絕經。由於絕經前月經往往變得沒有規律，而且月經間期延長，所以，12個月無月經方可確定為絕經。絕經是由卵巢功能自然減退所引起。

人工絕經：由於手術切除雙側卵巢、化療或放療等終止雙側卵巢功能引起的絕經。

2.絕經前期：自青春發育至絕經，也就是絕經前的整個生育階段。

3.絕經後期：人生中最後一次月經以後，直到生命終止的時期。

4.絕經過渡期：從卵巢功能開始衰退，到最後一次月經。通常在40歲後開始，歷時約4年左右。

5.圍絕經期：從卵巢功能開始衰退（40歲左右）的徵兆出現，到最後一次月經後一年。

6.過早絕經：指40歲前絕經。

■什麼是「圍絕經期」？

1994年，世界衛生組織人類生殖特別規劃委員會認為，更年期定義欠明確，建議以「圍絕經期」的新定義來取代「更年期」一詞。

圍絕經期包括絕經前期、絕經過渡期、圍絕經期、絕經後期。由於這一新名詞系統推行還不夠普及，尚未被廣大醫生、大眾所熟悉，為方便起見，本書仍沿用「更年期」這一概念。預計不遠的將來，更年期的概念將真正被「圍絕經期」所替代。

■婦女更年期和絕經期有所不同

不少人認為更年期就是絕經期，其實這是兩個完全不同的醫學概念。

更年期是指婦女從性腺功能衰退開始直到性腺功能完全喪失為止的一個轉變時期，而絕經期則僅僅是指月經完全消失。換句話說，絕經是更年期的明確標誌，但它只是更年期中的一個標誌，並不是更年期的全部過程。

絕經之前的好幾年就進入了卵巢功能逐步衰退的階段，具體時間在不同的人略有不同，大部分人發生在絕經前2～4年，稱為絕經前期。絕經以後卵巢的功能進一步衰退，但尚未立即完全消失，大多也

要經歷2～3年的時間，個別也有6～8年，甚至更長的。所以更年期是絕經前期、絕經期和絕經後期三個階段的總和，也稱之為「圍絕經期」。

婦女更年期和絕經有所不同

■婦女何時絕經？

更年期的開始沒有明確的時間標誌，因而難以準確預測，但每個人絕經的年齡是可以清楚知道的，不同國家或地區之間，城市與農村，不同個體之間，發生絕經的時間會有一些差異，絕經的年齡範圍大致在48～55歲之間。

據統計，城市婦女的絕經年齡平均為49.5歲，農村婦女平均為47.5歲，而美國婦女平均為51.4歲。

■何謂過早絕經？

極少數婦女在40歲前絕經，大約占1%，40歲前發生的絕經可稱為「過早絕經」。因為這種情況主要見於卵巢功能過早衰退，故又稱「卵巢早衰」。

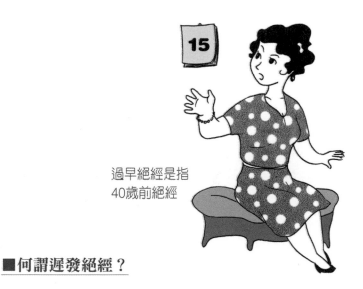

過早絕經是指
40歲前絕經

■何謂遲發絕經？

　　如果超過55歲以後才絕經，可稱為「遲發絕經」。發生「遲發絕經」的原因比較複雜，可能因個人體質、營養狀況、生活習慣、家庭及社會環境等因素的影響。對於因某些疾病導致更年期女性子宮出血而造成繼續行經的假象，應加以鑒別和排除。

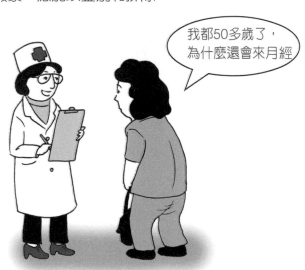

我都50多歲了，
為什麼還會來月經

遲發絕經是指
55歲以後才絕經

■哪些因素會影響絕經的年齡？

　　絕經年齡與以下幾種情況有關：生活區域的海拔高度、氣候情況、遺傳背景、營養狀況、家庭及社會的經濟狀況等因素，如營養充足、衛生習慣良好者，絕經發生的時間往往較晚。

　　相反，長期營養狀況不良及生活在高原的人絕經年齡常提前。抽煙的人絕經年齡可提前1.5年，而生育多胎則可能使絕經稍推遲。但服用避孕藥、月經初潮的年齡及種族，一般不大影響絕經的時間。

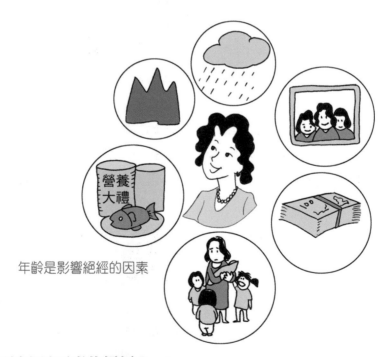

年齡是影響絕經的因素

■如何判定是否真的絕經？

　　通常卵巢的內分泌功能大約能保持30年的旺盛期。卵巢中大約每月有1000個卵泡發育並衰萎，但通常只有一個卵泡能發育到成熟後排

卵，餘下參加競爭的卵細胞數量隨年齡增加愈來愈少。卵泡數目減少的過程是一個自然的生理過程，這些初級卵泡的應激能力和分泌能力也不如從前了，何況還會受到身心其他因素，如疾病、炎症、腫瘤等影響。

有些人分泌的雌激素少到不足以對垂體起回饋抑制作用，失去自動調節作用的結果就是不發生排卵，或推遲發生。當不發生排卵時，就沒有足夠的雌激素刺激子宮內膜增生。突然絕經的例子是有的，然而多數婦女是先經歷一段或長或短的月經紊亂時期，有的週期延長，經量減少，有的週期縮短，行經天數增加；較多見的是月經暫停2～3個月或半年，然後突然又來潮1～2次，或者持續出血10餘天以至1個月以上，且可在點滴出血之間反復大量出血幾天。

總之，絕經前期可能以多種方式出現，但如連續1年不出現月經，一般可以認為卵泡已失去對腦垂體所分泌的大量促卵泡素起反應的能力，較有把握不再出血了。絕經前期有長有短的原因醫學界仍不是很清楚，根據許多調查報告，它受很多因素的制約，如遺傳、工作性質、營養情況及健康狀況等，或這些因素綜合作用的結果。只能等到1年不見月經來潮，才能認為卵巢功能已衰竭到無論多大的刺激也不能引起明顯反應，則此時已進入絕經期了。

除非由於某些疾病的影響，或使用了雌激素藥物替代治療，直接作用於子宮內膜引起增生，否則停經1年後再現「月經」就應進行周密的檢查，以便及時發現子宮或卵巢的惡性病變。將閉經1年定為絕經期的期限是根據大量調查分析得出的結論，至少符合婦女性腺改變過程的規律。將來會不會因採取避孕措施或各種養生方法的應用而改變，尚有待今後的醫學不斷研究和探討。

■過早絕經的原因

因為卵巢的平均有效壽命是30年左右，不到35歲就絕經（除手術切除卵巢的絕經外），稱為病理性絕經，以區別於生理性絕經。造成病理性絕經的原因很多，列舉如下：

1.全身性疾病：如嚴重營養不良、貧血、結核、性染色體異常等。

2.精神因素：如過分勞累、緊張、恐懼、憂傷，以致影響腦垂體的分泌活動而閉經。

3.腺垂體功能減退：如產後大出血性休克，致使下丘腦和垂體嚴重缺血、缺氧超過2小時，垂體功能不能恢復，即「席漢病」。另外，垂體或垂體藏身的蝶鞍內發生腫瘤，均可損壞或壓迫腺垂體壞死，功能缺失。

4.卵巢先天性功能不全：常有初潮遲發，月經週期間隔長、稀發，月經過少和過早絕經，甚至原發性閉經。另外卵巢中卵泡生產過少，可提早絕經。

5.卵巢腫瘤：卵巢在極度增大、惡變或在放射治療中，正常組織被破壞而致絕經。

6.腎上腺皮質功能失調：由於皮質增生或腫瘤，使雄激素分泌增多，抑制了卵巢功能，導致雌激素水準下降。或腎上腺皮質受到嚴重破壞，如結核所致的艾迪生病，也會影響卵巢功能而致閉經。

7.甲狀腺功能失調：甲狀腺功能亢進和減退均可改變卵巢對促性腺激素的反應能力，加上全身代謝狀態的改變，進一步加重了月經紊亂，導致暫時性閉經。

上述情況除先天性原因外，多半可通過及時發現和及時治療原發病症而消除，使月經得以重現。

■沒有月經的婦女是否也有更年期？

有極個別婦女從未有月經的出現，或曾一度有過月經，但由於種種原因，未到閉經的年齡就早已閉經，這些婦女是否也有更年期呢？要想弄清這個問題，首先要知道婦女不行經的原因是什麼。

假性閉經又叫隱性閉經，即卵巢功能正常，保持著週期性活動，子宮內膜也正常，按週期行經，但下生殖道的某部位，如子宮頸、陰道或處女膜有先天性缺陷，或後天性損傷，引起閉鎖，致經血不能外流。這樣，從現象上看是沒有行經了，但實質上是經血沒有出路，儲存在陰道、子宮腔，甚至輸卵管、腹腔。一經檢查發現，將處女膜切開，或將閉鎖的陰道和子宮頸打通，閉經就治癒了。刮宮後閉經則是由於子宮內膜粘連，粘連去除，也可恢復正常行經。

後天性子宮性閉經是指非先天的因素導致子宮缺陷，或子宮內膜對卵巢的內分泌激素不起反應，即使卵巢功能完全正常，也沒有月經。當卵巢壽命將盡時，也會由於雌激素的缺乏引起更年期症狀。這種情況多見於多次刮宮引起的全部子宮內膜損傷，或者子宮腔因損傷或炎症致全面粘連而失去功能；曾行子宮切除術，但保留一側或雙側卵巢的絕經也屬於這一類。這種情形下，沒有絕經期的報到來標誌更年期的發生，不過可通過臨床症狀和各種性激素化驗檢查結果來明確診斷。

真性原發性無月經很少見，是由於卵巢沒有發育，不能分泌雌激素，所以沒有月經（和絕經）。因此，這樣的婦女也就不存在更年期和更年期綜合症。

■人工絕經與更年期綜合症

人的一生自胚胎開始直至死亡是一個生長、發育、衰老不斷變化

的過程。隨著年齡的增長，卵巢功能自然衰退所造成的絕經稱為自然絕經，而「人工絕經」與之有別。

當年齡尚未達更年期，卻因為某些疾病不得已手術切除雙側卵巢，或因放射治療（或化學療法）使卵巢功能永久性停止而絕經，這種情況稱為人工絕經。但單獨切除子宮而保留一側或雙側卵巢者，不能列為人工絕經。因為月經雖然終止，但卵巢仍有內分泌功能。

絕經前切除雙側卵巢的婦女，在手術後兩周就可出現類似更年期綜合症的症狀，術後八周達高峰，約持續兩年之久。由於卵巢功能突然受到影響，出現減退或消失的局面，機體的內在環境尚未來得及調節和適應。有時會發生比自然絕經更加嚴重的更年期表現。因此，臨床上一般對於人工絕經者，不論年齡如何，均可視為更年期綜合症病例來調理和治療。

3.正確面對更年期

■婦女更年期會持續多長時間？

更年期究竟持續多長時間，現在的觀點還沒有統一。有人認為絕經前5年至絕經後1年是更年期；也有人認為絕經前後5年是更年期；還有的人認為，婦女40～60歲之間都是更年期。

由於性腺功能從成熟到衰退的轉變是逐漸發生的，因此的確很難確定更年期從什麼時候開始。現在都公認婦女自然停止行經1年，就是自然絕經。除了因一些疾病的需要而施行手術或放射治療以終止卵巢功能之外，一般在絕經前就有了更年期的變化；絕經之後，一些更年期的症狀還可能持續一段時間。這樣，從臨床上就很難準確掌握，

因此只能從一個人的絕經年齡來估算她的更年期開始時間。就年齡而言，更年期對應於45～55歲階段。

每個女人絕經過渡期將持續多長時間只能有待時間驗證。絕經後約10年時間，卵巢功能才完全消失，人就進入老年期。

■更年期不可怕

婦女的更年期中常可出現一些不適表現，但它們既不是器質性疾病，也不是永久存在的病理狀態。它是一個內分泌改變的轉折期，不同人對此有不同反應。如能認識到更年期的一些變化，特別是絕經是必然的過程，就會處之泰然，將它作為生活的一部分來接受，不致因此產生任何精神負擔，就能順利地過渡到老年期。

據英國對1000例更年期婦女的調查報告，15.8%的人毫無症狀，62.5%有輕度潮熱感，84.7%的婦女更年期的不適症狀不影響她們的工作或日常生活。因此對更年期要有正確的認識，千萬不要有「談虎色變」的恐懼心理。

■如何預測更年期的到來時間？

女性更年期出現的時間早晚，可通過下述指標來預測：

1.家族遺傳因素：進入更年期的年齡與遺傳因素有一定關係，母親及姐姐出現更年期的年齡可作為進入更年期年齡的參考指標，但此指標又受後天生活條件、環境、社會因素、藥物及疾病等因素的影響。

2.初潮年齡：現已確認，初潮年齡與更年期年齡呈負相關，即初潮年齡愈早，更年期年齡愈晚；反之亦然。

3.月經週期：月經週期短、行經持續天數少、經量少、無痛經

者，比月經週期長、行經持續天數多、經量多，有痛經者停經早。

4.教育水準：中學程度及文盲比高中、大學以上水準者絕經晚。

通過以上方法可粗略瞭解自己進入更年期的時間。當然，每種預測方法都不是絕對可靠的，不必因為不利的預測結果給自己帶來不良的心理暗示甚至心理負擔。隨著社會環境改善，人的壽命不斷延長，有人推測更年期可能有後延趨勢。

■更年期的到來有先兆

進入更年期前一般都有某些症狀，如感到胸部、頸部及臉部突然有一陣潮熱向上擴展，同時伴有皮膚發紅、出汗。又如，儘管月經週期仍較準，但突然莫名其妙地感覺經前乳房脹痛、情緒不穩、失眠多夢、頭痛、腹脹、肢體浮腫等；此外，不明原因出現煩躁、焦慮、多疑等情緒改變。這些異常變化可能就是步入更年期的先兆。

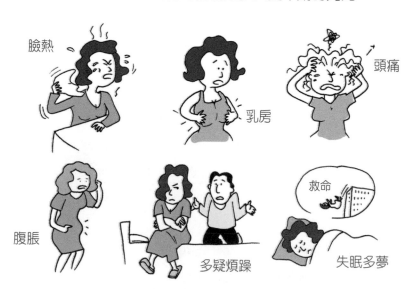

更年期的到來有先兆

4.更年期綜合症

■什麼是更年期綜合症？

更年期綜合症是指婦女在圍絕經期或其後，因卵巢功能逐漸衰退或喪失，以致雌激素水準下降而引起的以自主神經系統（又稱為植物性神經系統）功能紊亂和代謝障礙為主的一系列症候群。

更年期綜合症多發生於45～55歲之間，一般在絕經過渡期月經紊亂時，這些症狀已經開始出現，可持續至絕經後2～3年，僅少數人到絕經5～10年後症狀才減輕或消失。

更年期綜合症的臨床表現極為複雜，可以用「千人千樣」、「一人多樣」來形容。從新的醫學模式來講，疾病應包括生理、心理和社會因素影響三大方面，而更年期綜合症是典型的受這三方面綜合影響的病症。

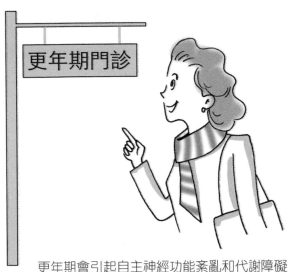

更年期會引起自主神經功能紊亂和代謝障礙

■是否人人都有更年期綜合症的表現？

嚴格地說，每個婦女進入更年期或多或少都有一些症狀。首先是月經的改變，然後是女性第二性徵和生殖器官的退行性變化，但並非每個更年期婦女都會在此時期感到不適，因為變化是逐漸發生的。約有1/4的人根本沒有異樣感覺，特別是沒有發生出血情況的婦女，反而把月經停止作為一件減少麻煩的「好事」來對待，在不知不覺中就渡過了更年期；約75%的婦女在更年期會有一些不適症狀，其中的25%會找醫生諮詢，經醫生解釋清楚，或採用簡單的辦法，大多能平穩渡過。

因此，並不是每個人在更年期階段都會出現更年期綜合症。調查顯示，處於更年期的婦女，只有10%～15%的人才會真正發展為更年期綜合症，影響到生活或工作。然而沒有自覺症狀並不等於不存在更年期問題，而是問題表現為潛在的代謝改變。

據1998年全國圍絕經期婦女健康情況調查顯示：2451例絕經婦女中，患心血管病的占17.2%，其發病率明顯高於絕經前婦女；神經系統及精神方面異常者占11.1%；身高變矮的為15.9%；駝背彎腰的占3.9%；曾發生骨折的為3.6%；感覺外陰乾燥、搔癢等不適的人就更普遍了。

■切莫亂扣「更年期綜合症」的帽子

電視、電影、廣告有許多這樣的場面，45歲左右的婦女，有些會出現脾氣不好、失眠、身體不舒服等情況，於是就被說是「更年期」。這往往給人誤導，認為婦女在這樣的年齡出現這樣的症狀就是患上了更年期綜合症，但是上述症狀有些也可能是身體其他疾病的表現，必須仔細鑒別，以免延誤治療。

　　無論症狀多麼相似，也不能排除其他病症。在更年期，有時嚴重的頭痛和顏面潮熱感可能是由高血壓引起，有時乏力是糖尿病的徵兆，多汗可能是甲狀腺功能亢進引起的；食管癌可感咽喉部有異物；宮頸癌和子宮肌瘤患者也會發生月經紊亂。把這個時期身體的不適都歸為更年期綜合症是很不恰當的。

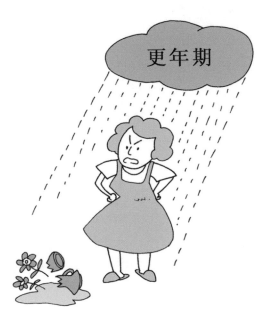

切莫亂扣「更年期綜合症」的帽子

更年期綜合症的起因

1.關於性激素

■婦女的性激素分泌是如何調節的？

　　月經是指隨卵巢的週期性變化，子宮內膜發生週期性脫落及出血。月經出現的週期性變化，稱為「月經週期」。是什麼樣的「妙手」主宰著這一極其有規律的變化呢？原來它是通過下丘腦、垂體和卵巢（稱為下丘腦－垂體－卵巢軸）這一內分泌系統的調節來完成的。

　　正常卵巢主要合成並分泌雌激素與孕激素。人體內的雌激素主要為雌二醇（E_2），孕激素主要是孕酮。雌激素從卵巢產生以後，通過血液循環分佈到全身各處，引起某些特定部位（稱為靶器官）的應答反應。這些部位主要與女性生殖系統有關，如子宮、陰道、外陰、乳房、尿道、膀胱、盆腔、皮膚等。雌激素促使子宮生長發育和女性第二性徵發育，從而使小女孩逐漸發育成熟為亭亭玉立的女人。

　　什麼能導致卵巢分泌雌激素呢？原來腦底部有一個小腺體稱為腦垂體，它的前葉中某些細胞能合成兩種促性腺激素——卵泡刺激素（FSH）和黃體生成素（LH）。卵泡刺激素是刺激卵泡發育成熟的最重要激素，能促使卵巢合成分泌雌二醇，能在月經中期促進卵泡成熟，成熟的卵泡分泌大量的雌激素誘發垂體釋放大量的黃體生成素，促使卵泡破裂和卵子排出，隨後，卵泡黃體形成，開始分泌孕激素。若卵細胞未受精，一周後黃體的功能開始衰退，雌激素和孕激素水準亦逐漸降低，引起已增生的子宮內膜發生壞死脫落，出現月經。正是體內這些激素如此周而復始的變化，形成了月經的週期。

　　垂體卵泡刺激素和黃體生成素的合成及分泌又接受更高一層的神

經中樞——下丘腦的調控。下丘腦是垂體上方間腦的一個小區域，這裡有許多神經細胞的核團，能合成分泌多種激素。下丘腦分泌的激素通過垂體門脈系統到達腺垂體起調節作用，這些激素主要有兩種類型，使垂體分泌其激素的稱為釋放激素，抑制垂體釋放其激素的稱為抑制激素。下丘腦分泌的促性腺激素釋放激素（GnRH）是調節月經的主要激素，能促使垂體分泌卵泡刺激素和黃體生成素，尤以後者為主。

　　卵巢產生的性激素又可反過來影響下丘腦和腺垂體促性腺激素的分泌，稱回饋作用。能增加它們分泌的稱正回饋，反之稱負回饋。雌激素與孕激素協同作用時，負回饋影響更顯著。垂體促性腺激素是在促性腺激素釋放激素調節下分泌的，但也可反過來對下丘腦起負回饋作用。

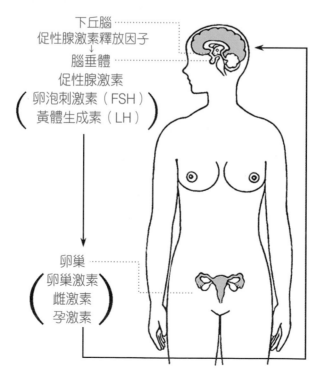

下丘腦 ......
促性腺激素釋放因子
↓
腦垂體 ......
促性腺激素
（卵泡刺激素（FSH）
黃體生成素（LH））

卵巢 ......
（卵巢激素
雌激素
孕激素）

■雌激素的主要功能

雌激素是女性體內最重要的激素之一，它在維持人體正常生理功能中扮演著極其關鍵的角色，產生許多不可或缺的作用，主要如下：

1.促使子宮生長發育，加強子宮平滑肌的收縮，使子宮內膜增生、腺體分泌，宮頸分泌透明稀薄粘液，便於精子通過。

2.促進輸卵管的發育及蠕動，有利卵子或受精卵的運行。

3.促使陰道上皮細胞增生和角化，並使上皮細胞內糖原增加，糖原經陰道內的桿菌分解為乳酸，使陰道分泌物呈酸性，從而抑制致病菌繁殖，增強局部的抵抗力。

4.促使乳腺管增生。

5.促使女性第二性徵發育。第二性徵是性功能趨於成熟的標誌，在女性表現為乳房發育，陰毛、腋毛生長，出現女性化的特徵，並且脂肪沉積於肩背及臀部，形成女性特有的體形，月經來潮，表明已具有生育功能。

6.促使體內鈉和水的滯留。

7.加速骨骼成熟，增加腸道內鈣的吸收及鈣質沉積於骨質，使四肢骨等長骨的末端閉合，從而身高固定，不能再長高。

8.對抗雄激素使機體男性化的作用。

9.調節脂肪代謝，降低膽固醇與磷脂的比例，並減少膽固醇在動脈管壁的沉積，防止動脈硬化及冠心病發生。

10.一定濃度的激素可通過回饋來影響垂體促性腺激素的分泌，一方面抑制垂體卵泡刺激素的分泌，另一方面刺激其黃體生成素的分泌。

■孕激素的主要功能

人體內孕激素的作用與雌激素基本相反，但也有其特殊性，主要如下：

1.使經雌激素作用而增生的子宮內膜繼續增厚，腺體出現分泌現象，宮頸粘液變得粘稠，精子不易通過。

2.抑制輸卵管的蠕動和子宮平滑肌的收縮，在妊娠初期起「安胎」的作用。

3.使陰道上皮細胞角化現象消失，脫落的細胞多蜷縮成堆。

4.在雌激素刺激乳腺管增生的基礎上，促使乳腺小泡發育。

5.有致熱作用，通過中樞神經系統使基礎體溫升高約0.5℃。體溫的升高可作為排卵的重要指標。

6.促使體內鈉和水的排出。

7.通過丘腦下部抑制垂體促性腺激素的分泌。

■孕激素與雌激素的相互關係

孕激素與雌激素的相互關係是既有拮抗作用又有協同作用，懷孕期間此兩種激素在血中一起上升，到分娩前達高峰。分娩時子宮的強有力收縮，即可能與二者的協同作用有關。而對於促進輸卵管的蠕動，孕激素的作用卻是和雌激素相拮抗的。

2.卵巢的功能

■卵子的家──卵巢

卵巢是具有調節月經、促使受孕和維持女性特徵的性腺器官，長在身體的盆腔內，左右對稱的扁橢圓體，成人卵巢大小約為4cm×3cm×1cm，重約5～6克，其外表隨年齡而變化。卵巢分皮質和髓質兩部分，主要的功能是產生和排出卵子，分泌性激素。

卵泡的發育

人出生時卵巢皮質內散佈著30萬～70萬個原始卵泡，但一生中僅有400～500個卵泡能發育成熟，其餘的發育到一定程度後即退化消失。

每一個原始卵泡中含有一卵母細胞，周圍有一層梭形或扁平細胞圍繞著。臨近青春發育期，原始卵泡開始發育，其周圍的梭形細胞層增生繁殖變成方形、複層。因其細胞漿內含顆粒，故稱顆粒細胞。

顆粒細胞分裂繁殖很快，在細胞群中形成空隙，稱卵泡腔，內含液體，稱卵泡液。隨著卵泡液的增多，細胞腔不斷擴大，顆粒細胞被擠至卵泡的四周，形成顆粒層。卵細胞不斷增大，被多層顆粒細胞包埋形成突入卵泡腔內的「卵丘」。環繞卵泡周圍的間質細胞形成卵泡膜，分為內、外兩層，內膜細胞和顆粒細胞均有分泌性激素的功能。在正常成年婦女的卵巢中，每月有若干個原始卵泡發育，但只有一個（也可能有2個）卵泡發育成熟，直徑可達2公分左右。

排卵

卵泡在發育過程中逐漸向卵巢表面移行，成熟時呈泡狀突出於卵巢表面。最後卵泡膜破裂，卵細胞隨卵泡液排入腹腔，即「排卵」。

排卵時初級卵母細胞完成其第一次成熟分裂（減數分裂），排出第一個極體，成為次級卵母細胞。隨後又迅速開始第二次成熟分裂，但僅停留在成熟分裂中期，如在輸卵管遇精子侵入時，才完成第二次成熟分裂，排出第二個極體，成為卵細胞。排卵一般發生在月經週期的第13～16天，但多發生在下次月經來潮前的第14天左右。

■什麼是黃體？

排卵後，卵泡皺縮，破口被纖維蛋白封閉，空腔內充滿凝血塊，為早期黃體（血體）。隨後結締組織及毛細血管伸入黃體中心血塊，此時顆粒細胞增生長大，胞漿中出現黃色顆粒，稱黃體細胞，主要分泌孕激素（孕酮或黃體酮）；而卵泡膜細胞則主要分泌雌激素。排卵後如受精，則黃體將繼續發育並將維持其功能達3～4個月之久，稱妊娠黃體。如未受精，黃體在排卵後9～10日開始退化，再經過4～6天即來月經。退化的黃體逐漸被結締組織所代替，稱為白體。

3.子宮內膜的變化

子宮內膜在結構上分為基底層和功能層。基底層直接與子宮肌層相連，不受月經週期中激素變化的影響；功能層則靠近子宮腔，受卵巢激素變化的影響而呈週期性變化，此層在月經期壞死脫落而引起出血，即為月經。女性的月經週期，從子宮內膜出血的第一天算起，平均約為28天左右，根據子宮內膜組織形態的週期性改變可分為三期，簡述如下：

1.增生期：月經期後，在雌激素作用下，子宮內膜基底層細胞開

始增生，先是修復剝脫處創面，隨後因繼續增生而變厚，腺體增多、變寬，並漸屈曲。血管也增生，漸呈螺旋狀。間質則增生緻密。

此期相當於卵巢內卵泡發育成熟和排卵的階段，故又可稱為卵泡期，時間在月經週期的第5～14天左右。此期之末即為排卵的時間。

2.分泌期：約為月經週期的第15～28天，相當於卵巢排卵後黃體成熟的階段。排卵後形成的黃體分泌孕激素和雌激素，將使子宮內膜繼續增厚，腺體進一步擴大、屈曲、出現分泌現象，故稱為分泌期。血管也迅速增長，更加屈曲而呈螺旋狀，間質變疏鬆並有水腫。此時內膜厚且鬆軟，含有豐富營養物質，有利於受精卵著床發育。

3.月經期：為月經週期第1～4天。在子宮內膜功能層形成散開的小血腫，使內膜壞死剝脫，隨血液排出，這種每月一次有規律的子宮出血現象，稱為月經。內膜的基底層隨即開始增生，形成新的內膜。月經期也是下一月經週期的開始。

4.月經的週期性

下丘腦在中樞神經系統控制下，產生促性腺激素釋放激素，通過丘腦下部與垂體之間的門脈系統進入腺垂體，使之分泌卵泡刺激素和少量黃體生成素。這些垂體激素使卵巢內的卵泡發育成長，並隨著卵泡的逐漸成熟而分泌愈來愈多的雌激素，促使子宮內膜增生。

日益增多的雌激素，將對下丘腦和垂體產生負反饋作用，使卵泡刺激素的分泌減少，但促進黃體生成素的分泌。排卵前黃體生成素分泌明顯增多，卵泡生長迅速，終至破裂而釋放出成熟的卵子，即排卵。這段時間相當於月經週期的增生期。

排卵後黃體生成素急劇下降，而後黃體生成素和卵泡刺激素協同作用，使破裂的卵泡形成黃體，黃體細胞及卵泡膜細胞將分泌雌激素和孕激素，並隨著黃體發育產生愈來愈多的孕激素，使增生的子宮內膜轉入到分泌期或月經前期，亦即黃體期。在黃體期孕激素與雌激素達到一定濃度時，將協同對下丘腦及垂體起負反饋作用，抑制黃體生成素和卵泡刺激素的釋放。

排出的卵子如未受精，黃體即退化，孕激素及雌激素的分泌隨之漸減少，導致子宮內膜的退化剝落，月經來潮。下丘腦、垂體因卵巢激素濃度的下降而不再受抑制，於是新的一輪月經週期又再度開始。

5.女性更年期的生理變化

■更年期綜合症的罪魁禍首

追根究底，婦女更年期綜合症的根本原因是卵巢功能衰退，雌激素水準低落。婦女進入更年期以後，卵巢功能開始衰退，因卵巢雌激素分泌減少，對下丘腦－垂體的回饋抑制作用減低，因而血漿中下丘腦分泌的促性腺激素釋放激素的水準升高，隨之垂體的卵泡刺激素、黃體生成素分泌量亦增高。

至老年期，雌激素穩定於低水準，促卵泡刺激素、促黃體生成素也略有下降。體內要建立雌激素水準低下狀態的新平衡，內分泌平衡狀態會發生一系列變化，導致自主神經系統中樞的功能失調，因而產生不同程度的自主神經系統功能紊亂的臨床症狀。

如血管的收縮與舒張不穩定，患者會表現出陣發性潮熱，同時，還可伴有失眠、多夢、煩躁不安、憂鬱、頭暈、目眩、乏力等。症狀

的輕重與雌激素減少的速度和程度有關，即雌激素減少得越迅速，更年期的症狀就越嚴重。

當雌激素分泌量減少到不足以刺激子宮內膜生長時，月經開始紊亂，最後停止來潮。其他與雌激素分泌有關的組織和器官出現萎縮現象，如女性的第二性徵退化，生殖器官萎縮等等。

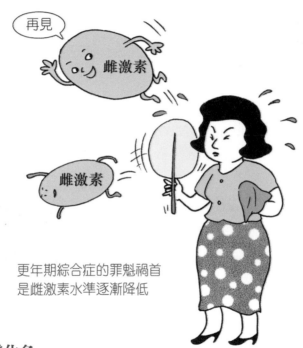

更年期綜合症的罪魁禍首
是雌激素水準逐漸降低

■更年期月經變化多

婦女進入更年期，最主要特徵為原來規律的月經出現變化，其原因是卵巢功能發生改變。隨著年齡增長，卵巢功能由不穩定到衰退，平衡失調，常常在絕經前表現月經不正常，如月經週期紊亂、經期延長、出血量增加等，而經前緊張綜合症、乳房週期性脹疼、水腫及頭痛等表現卻消失。

一般從卵巢功能開始衰退至月經停止，最長可經過4年時間，月經變化的情況有以下幾種：

1.月經稀發，週期間隔延長，由正常20～30天變為2～3個月或更長的時間一次。甚至可延長到4～5個月或半年一次，最後完全停止。

2.月經頻發，週期縮短到24天內，反覆幾次後，月經停止。

3.月經週期紊亂，這是最常見的。從正常的週期性月經變為不定期的陰道出血，經期延長或變為持續性陰道出血，淋漓不斷達1～2個月之久；也可發生陰道大量出血，病人可發生貧血，面色萎黃，全身乏力，心慌，氣短。嚴重者血紅蛋白明顯降低。一般經1～2年，月經即完全停止。

4.突然停止。之前一直有規律，某時突然停止。

另一部分病人表現為停經一段時間後發生子宮出血，持續2～4周，血量多少、持續時間長短與雌激素作用持續時間及減退速度有關。

值得重視的是，異常的陰道出血首先需排除腫瘤所引起，特別是要慎防子宮內膜癌的發生。必要時應及早到醫院就診，進行全面檢查，如子宮內膜活檢等。在排除腫瘤的前提下，可調整飲食治療更年期月經紊亂。

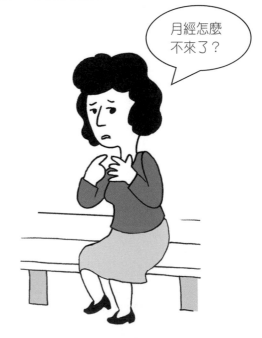

更年期月經變化多

■女性更年期性腺功能的改變

更年期是指生命從成熟期向衰老期過渡的時期，在此階段，體內會發生一系列的生理變化，如內分泌系統，其中特別是性腺功能改變最為顯著，有許多相應的臨床表現也與性腺改變有或多或少的聯繫，因此也有人認為，從某一個角度說，更年期是性腺功能從開始衰退以至逐漸消失的時期。

女性的性腺是卵巢，其產生的主要性激素是雌激素，其相應功能的主要外在表現是月經週期性來潮。穩定的雌激素可持續作用至40歲左右，有排卵的週期性月經約維持近30年；此後，排卵減少，婦女進入更年期。進入更年期的婦女，性腺功能逐漸衰退，生殖能力大為下降並很快停止；絕經，並出現生殖器官及所有依賴性激素的器官和組織萎縮。

■更年期女性能否懷孕？

一般過了45歲，絕經之前發生月經紊亂，即使有月經大多也不排卵，不排卵就不會懷孕。但偶有一次排卵，也不能完全排除受孕的可能，不過成功的機會極低。超過1年無月經來潮，可以認為子宮內膜已經相當萎縮，沒有分泌期和增生期改變，不再可能懷孕。

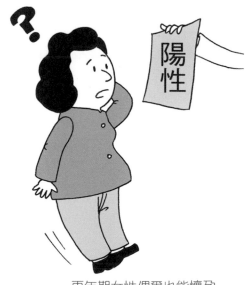

更年期女性偶爾也能懷孕

■更年期女性的身體變化特點

　　此期間卵巢功能開始衰退，雌激素水準下降，較強的外因與雌激素水準的變化共同起作用，超過了機體和自主神經系統所能承受的程度，有些人會出現一些生理性的功能改變。另外，除了生殖、內分泌和神經系統的變化外，此階段機體的適應調節能力也減退，抵抗力也隨之降低。女性在此階段或多或少都有些不適應，最常見的表現有：顏面潮紅、出汗和心慌；其次是自主神經功能失調的表現，如疲乏、注意力不集中、憂鬱、緊張、情緒不穩、易激動、失眠、多疑、肢體感覺異常、頭暈、耳鳴等。

　　但專家認為，出現這些異常的生理狀態，與本人原來的個性、體質、社會地位、情緒性格和心理平衡狀態有關，和絕經期關係更大。因此，應重視更年期這些異常的精神心理現象，消除心理障礙，使之隨著時間推移，症狀慢慢減輕直至消失。重者應請醫生幫助治療。

　　儘管處於更年期的女性生理上會有這樣或那樣的變化和不適，但精神上應保持樂觀，對生活充滿信心和追求。更年期也是人生最豐富、最具魅力的時期，是人生的金色秋天，應盡情享受。如果此期能夠順利渡過，就會重新煥發青春，再創生命的輝煌。

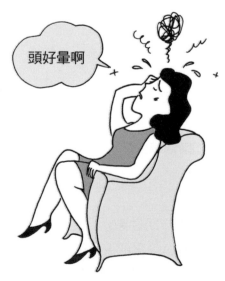

頭好暈啊

更年期女性身體變化的特點

■更年期性激素調節系統的變化

女性進入更年期後，其性激素調節系統亦即下丘腦－垂體－性腺軸發生改變，首先表現為卵巢的衰老，月經停止主要與卵巢功能衰退有關而不在於下丘腦；隨著年齡的增長，才逐漸發生下丘腦和垂體的功能改變。

1.絕經後垂體促性腺激素及下丘腦釋放激素的變化

至絕經期，卵巢已萎縮，卵泡多已閉鎖、退化，雌激素分泌量明顯減少，已不足以對垂體及下丘腦實施負反饋的抑制作用，因此垂體產生的卵泡刺激素及黃體生成素均明顯升高，卵泡刺激素比正常月經期約升高14倍，黃體生成素約升高3倍，卵泡刺激素/黃體生成素的比例失常，打亂了卵巢週期性的變化規律，出現月經不規則甚至絕經。

2.絕經後的卵巢激素變化

絕經後兩年內卵巢所產生的性激素明顯減少，至絕經後期，垂體功能亦漸耗竭，最後不能維持高濃度的促性腺激素分泌，從絕經後第三年起黃體生成素、卵泡刺激素開始逐漸下降，直降至促性腺激素在血中的濃度為剛開始升高時幅度的一半或略低。

血內性激素的含量可以反映出性激素的分泌情況。如前所述，卵泡分泌雌激素的功能，隨著絕經時間的延長而逐步降低，故血中含量也不斷地減少。

■女性更年期後性激素的變化

成熟期性激素的主要來源是卵巢，它能產生雌二醇、孕酮、雄烯二酮與少量的睪酮。有排卵的婦女月經週期中雌二醇的含量呈現週期性變化，卵泡期可達150皮克/毫升，絕經前期雌二醇的分泌個體差異較大，無排卵月經週期血中的雌二醇仍可保持正常或稍低水準，為

50～120皮克/毫升，月經停止者雌激素水準低下，接近絕經後期。絕經後期雌激素值為13皮克/毫升，絕經10年以上的雌二醇值將降低到正常卵泡期的10%左右。

■絕經後體內是否還有雌激素？

卵巢能直接分泌具有生物活性的雌二醇與雌酮，而絕經後血中雌二醇仍可有10～25皮克/毫升，雌酮還有30皮克/毫升，這是為什麼？現在認為絕經後或卵巢切除後婦女血漿中的雌酮主要來源於腎上腺皮質產生的雄烯二酮，在外周組織中轉換成雌酮，然後進入血漿，作用於靶組織；其次是由於卵巢皮質層的間質細胞受到高水準促性腺激素的影響，產生少量雄烯二酮，在外周組織中轉換成雌酮。

■絕經後雄激素的主要來源

絕經前卵巢與腎上腺均能分泌一定量的雄激素，絕經後卵巢的卵泡雖然衰萎，但是間質細胞反而增多，仍有一定的分泌雄激素功能，故血中雄烯二酮為600～900皮克/毫升，睾酮為200～300皮克/毫升。絕經後雄激素從體內排出的速度下降，比絕經前低10%～20%，大多數存留於體內。絕經後婦女外周血與卵巢靜脈血中睾酮與雄烯二酮測定結果顯示卵巢靜脈中的含量明顯高於外周血。絕經後的卵巢產生雄激素是因為過多的促性腺激素刺激卵巢間質細胞而產生的。

■為什麼絕經後肥胖的婦女雌激素分泌較多？

絕經後婦女的睾酮和雄烯二酮轉化成雌酮依賴於芳香化酶的活性。動物的芳香化酶存在於腦、腎、骨與乳房，人組織體外細胞培養可見到胎兒下丘腦、脂肪、肝、肌肉均可把雄烯二酮轉化成雌酮。體

內轉化的主要場所是脂肪與肌肉，因而絕經後肥胖的婦女雄激素轉化成雌激素的較多，換言之，絕經婦女體內雌酮與雌二醇的多少與體重有關。

■更年期後卵巢及卵泡數目的變化

更年期時卵巢功能開始衰退，但在形態學上並沒有一個突然的變化，卵泡結構仍存在，並偶見黃體。絕經後，排卵停止，但這類殘留的卵泡結構仍可見到，直到絕經10年左右才完全消失。此時卵巢體積減小，一般只有生育年齡時的1/3大小，表面皺縮，質地變硬，重約4～5克，成為一團纖維組織，其中有許多白體及纖維體，常伴隨著玻璃樣變性，稱為纖維化卵巢或硬化性卵巢。

更年期以後的卵巢在光學顯微鏡下見不到原始卵泡，也沒有黃體，多見的是閉鎖卵泡，在大量的間質細胞中有發育較好的線粒體，光滑內質網與大量類脂質，顯示有分泌功能，這些細胞乃是激素合成的地方。

卵巢是女性的性腺，出生後，在整個生命過程中，卵巢中的卵泡數目呈持續性的下降。不同年齡的卵泡數如下表：

表1：不同年齡卵泡數

年齡	卵巢中卵泡數
3個月胎兒	600萬～700萬個
5個月胎兒	500萬個
出生時	75萬個
11～17歲	30萬個
18～24歲	162萬個
25～38歲	63萬～74萬個
39～44歲	11萬個
45歲左右	8300個

■更年期後子宮的變化

　　子宮肌層的發育是在雌激素作用下增長肥大的，更年期時雌激素分泌減少，失去雌激素支持後，子宮體的主要變化是縮小，子宮肌層呈纖維樣變，血管閉塞，膠原物質及彈性硬蛋白均減少，子宮重量逐漸遞減。

　　子宮內膜自更年期到絕經期後，由於卵巢功能衰退，雌激素分泌減少，而失去激發其生長的因素，因此呈萎縮狀態，可有以下幾種表現，如單純性萎縮、囊性萎縮、局限性增生過長、分泌期子宮內膜。

■更年期後陰道的變化

　　更年期卵巢功能衰退的變化是逐漸發生的，沒有明顯的界限。隨著卵巢功能的改變，生殖器官的組織學上亦有一段逐漸演變的過程，這些變化除了表現在子宮內膜，陰道粘膜的變化也特別明顯。

　　由於失去卵巢雌激素的支持，加劇了陰道的退行性變化：表現為性器官縮小，陰道壁變薄，皺褶減少，彈力差，血管和脂肪組織減少，陰道呈蒼白色，但仍可對雌激素有反應。更年期與絕經期後陰道的分泌物減少，且變為鹼性，局部的抵抗力下降，防禦功能減低，易受感染。

更年期綜合症的表現

1.絕經後婦女身心變化三階段I： 血管舒縮症狀和精神心理症狀

■更年期女性可出現哪些身心不適表現？

部分更年期女性因種種原因，雌激素水準的下降比較快速或突然，或同時有一些較強烈的外因，與體內雌激素水準的變化共同起作用，超過了機體自主神經能承受的程度，便會出現一些症狀，構成稱為更年期綜合症的一種心身醫學問題。

其次是自主神經系統功能失調症狀，如注意力不集中、憂鬱、緊張、情緒不穩、易激動、失眠、多疑、健忘、肢體感覺異常（有蟻走感、麻木、沉重、痙攣、頭暈、耳鳴等）。這些症狀不一定都會出現，每種症狀的輕重程度及發作頻度也各不相同，可以多樣化。

約75%更年期婦女可有上述一類症狀及不適，但多數會逐漸減輕以至完全復原，不留永久性的改變。其中有些症狀如健忘、疲乏等，

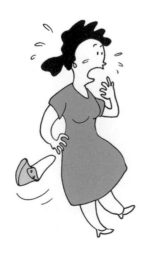
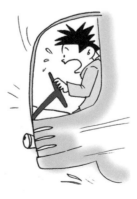

更年期女性可出現注意力不集中等現象

更多的原因可能是與老年性變化有關，但發生在更年期，常常使婦女不易區分清楚。

其他症狀如骨骼關節痛、骨質疏鬆症、冠心病、高血壓病動脈硬化症、各種代謝病如糖尿病及營養病，以及泌尿系和生殖道不適症狀。在臨床上雖然不如血管舒縮和自主神經功能失調那樣困擾病人，但這些改變卻多半是不可逆的病理狀態，常持續到老年期，影響老年人的健康和生命，應予以高度重視。

另外，不能將更年期發生的症狀一律用更年期綜合症解釋，因為隨著年齡的增加，發生各種疾病的機會也增多了。如有月經紊亂、子宮出血，可以考慮是卵巢功能衰退的表現，但應首先排除外生殖系統的惡性腫瘤所致。

■更年期的變化因人而異

不同的人症狀表現不一樣，就算同一個人，症狀也可以有變化，往往是一個症狀剛剛消失，另一個症狀馬上又產生。有時有些症狀只是自己能感覺到，卻無法用言語表述清楚。

■更年期婦女出現胸悶和心悸是怎麼回事？

胸悶、手足發冷等血管舒縮功能失調症狀，在更年期婦女中常最早出現和表現突出，在40～60歲的婦女中發生率約為51%，其中最多見的是潮熱和心悸。這是機體雌激素水準下降所引起的全身自主神經系統功能紊亂的表現，但也可能受社會、精神、心理等因素的影響所引起，所以有的婦女可無症狀，有的婦女則症狀極為嚴重。

潮熱又稱潮紅或烘熱，即突然感到胸前、頸部烘熱，然後這種熱感如潮水樣迅速通向面部，皮膚頓時出現發紅，並隨即出現全身輕微

的出汗或大汗淋漓，周圍的人能明顯地觀察到這一過程。有的婦女一天發作1～2次，有的則一天發生數十次，夜間發生則嚴重干擾睡眠，使人感到十分苦惱。

　　心悸又稱心慌，即突然出現在胸前區的一陣心跳有力而快的感覺。有的婦女形容「心好像要從喉嚨跳出來」一樣，但等趕到醫院就診時醫生的聽診和心電圖記錄都不能反映出什麼器質性病變。心悸發生在夜間常是影響睡眠的一大因素。

　　有的婦女還會出現短暫的血壓波動，其特點是以收縮壓升高為主，而降壓藥治療往往效果不佳，但鎮靜劑卻常可奏效。

　　這一類調節心血管舒縮功能的自主神經系統的功能紊亂，在絕經期和絕經後較為明顯，應及時接受雌激素替代療法，還要針對婦女的心理、精神和社會因素進行綜合治療。

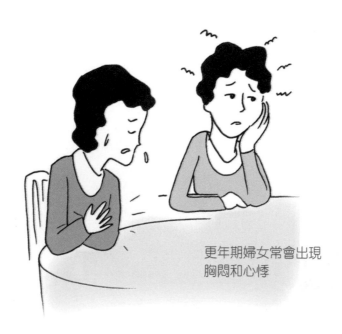

更年期婦女常會出現
胸悶和心悸

■潮熱、出汗是更年期婦女的早期表現

　　潮熱、出汗和心慌是更年期中最明顯及最早出現的症狀，有時不分白天黑夜任何時候都可以發生；有的人偶然發作，有的人每在活動、進食或情緒不穩時即可發作，甚至頻繁到每天發作30～50次之多，經常在睡夢中熱醒、大汗且影響睡眠，以致頭昏、頭痛，非常苦惱。有的人甚至沒有什麼特別的原因，也會突然感到臉部、胸部發熱，大汗淋漓，這是由於雌激素分泌量急劇上升或下降，影響到自主神經系統的活動。

　　自主神經系統的活動可通過收縮血管以減少機體的散熱，通過擴張血管來增加散熱，從而保證人體體溫的恆定。當自主神經系統功能紊亂以後，就會出現血管舒張和收縮失調的表現。患者常不自覺地突然出現強烈的發熱感，由軀幹上部，特別是頸面部，向上擴展到頭頂，然後自然消失，隨之出汗，皮膚有刺激或輕度寒冷感，每次持續數秒至數分鐘不等。但這種症狀屬自限性，少則一年半載，多則4～5年就會自行消失。

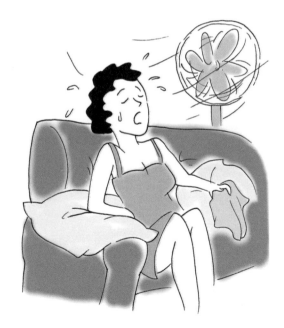

潮熱、出汗是更年期女性的早期表現

■更年期婦女為什麼會出現陣陣發熱？

人們天熱時或穿蓋過多引起發熱是由於人體記憶體熱過多所致，為保持體溫穩定，機體於是按輻射、水分蒸發等物理機制把熱放散出去。更年期的潮熱，也伴有皮膚發紅和出汗，但隨之則有畏寒，並且不論寒暑、晝夜，衣著多少都可發生，忽冷忽熱，與天氣和環境的溫度毫不相關。

由於潮熱只發生於更年期雌激素水準下降期間，在原發無卵巢功能的人中不發生，說明它是由於內分泌急劇改變所引發的。雌激素水準下降時，回饋性地促使下丘腦和垂體活動增加，一方面加速分泌促性腺激素，同時使下丘腦中近的體溫調節中樞出現急遽的間歇性變化，隨著垂體脈衝式地釋放出多量卵泡刺激素，同時引起周圍血管緊張度處於不平衡狀態，故而陣陣發熱、出汗，皮膚發紅，血流加快，然後畏寒。一些血管活性物質，如組胺、前列腺素、去甲腎上腺素也參與了這一過程。

更年期綜合症以使用雌激素製劑治療最為有效，可以明顯緩解血管舒縮運動障礙產生的症狀，如潮熱、出汗、心悸等，並且是更年期綜合症中最先被有效控制的症狀。

為何有的更年期婦女無潮熱、出汗的苦惱呢？這完全取

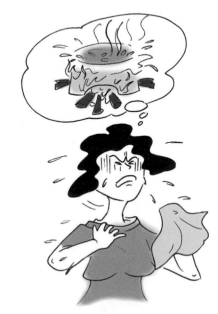

更年期婦女陣陣發熱與激素水準下降有關

決於卵巢功能衰退的速度和中樞神經系統及下丘腦功能的穩定狀態，而在絕經前月經紊亂時間較長的人卻不一定有潮熱症狀。因腫瘤等疾病在絕經期前切除雙側卵巢的婦女，其更年期症狀比一般自然絕經的人為重，因此，凡因病切除雙側卵巢的婦女，一定要及早應用雌激素替代治療，以預防更年期綜合症狀的發生或減輕其嚴重程度。

■更年期婦女常出現心慌、氣喘是怎麼回事？

自主神經系統包括交感神經和副交感神經，主管心臟搏動、血管收縮以及呼吸道和消化道平滑肌收縮、舒張等不受人意志控制的活動。雌激素急劇減少和不規則分泌也會波及自主神經系統，擾亂其功能，可出現心慌、氣喘等表現，而且會經常毫無原因地出現這些症狀，甚至有時會在熟睡中突發心悸而驚醒。有時突感心慌、胃嘔難受、噁心，可導致焦慮、恐慌、情緒不佳等精神症狀。而精神恐慌和情緒不佳又可反過來誘發或加重心慌、噁心等表現。

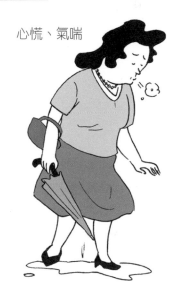

心慌、氣喘

有這些表現應首先到醫院進行檢查，排除高血壓性心臟病、冠心病等器質性心臟病，方能考慮為更年期綜合症。

■更年期婦女常出現心情鬱悶甚至失眠

睡眠時因經常出現潮熱、大汗、心悸而驚醒，並且經常會引起尿意，反復去廁所導致難以入睡。另外，多疑、焦慮、煩躁不安也容易

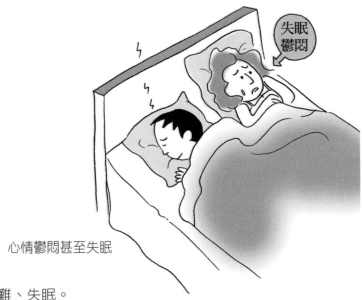

失眠
鬱悶

心情鬱悶甚至失眠

導致入睡困難、失眠。

　　一些年輕時把全部精力都投入到丈夫、孩子、家務以及工作中的婦女，到了更年期一旦清閒下來，特別容易感到茫然，生活失去了目標，只要身體有些微小的變化，就擔心自己患了什麼大病，去醫院又檢查不出來，從而陷入不安憂鬱狀態，導致心情鬱悶。

■為何好多更年期婦女常覺得疲乏無力？

　　好多更年期的女性都感到身體疲乏、倦怠和無力，甚至懶到什麼也不想做的程度。這種感覺是由於體內激素的平衡被破壞帶來的身體變化，而身體的變化又能引起神經系統功能的變化，表現為精神倦怠。極易導致事事不順利而喪失自信心，繼而產生焦慮、憂鬱。

■為何有些更年期婦女會自覺腰部和手腳發涼？

　　自主神經系統失調也是引起這種症狀的原因之一，自主神經調

節血管收縮和擴張的功能紊亂，有可能引起血液循環不暢，使很多婦女感到腰部、手腳經常發冷，夏天最害怕在冷氣房裡待的時間過長，大多數時候伴有潮熱、頭痛、手腳發麻等症狀。如若患有貧血和低血壓，會使症狀更加重。

■頸部和肩部酸痛

一般女性比男性頸肩酸痛要多，這是因為女性頸肩部的肌肉不及男性發達的緣故。年輕時通常沒什麼感覺，加之年輕時為丈夫、孩子、家務所累，以及工作繁忙，很少有機會運動，上了年紀後體力減弱，活動稍微一多，就會有相應的反應，而感到脖子、肩部酸痛。

■更年期婦女出現精神異常緊張和焦慮應如何對待？

據統計，約75%的更年期婦女會出現一系列的精神症狀，主要表現是憂鬱、情緒不穩、記憶力減退、注意力不集中，絕經後往往比絕經前更為明顯。這些症狀的發生除了與雌激素水準下降有關外，還與受教育程度、個人精神狀態和精神創傷史、經濟情況等社會、心理因素密切相關。

精神症狀的出現，常使婦女更容易緊張，發生焦慮悲觀等心理異常，症狀的長期存在，藥物治療的效果不佳又加重了上述心理負擔。某些婦女因此輾轉各個臨床科室要求確診，並

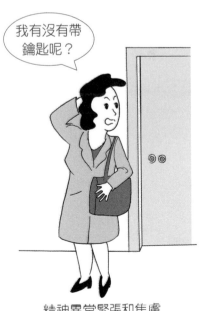

我有沒有帶鑰匙呢？

精神異常緊張和焦慮

要求作特殊化驗和檢查。

一些婦女的這些症狀又會受氣候、情緒、不良刺激和其他疾病的影響而陣發性加重，其中不少婦女則表現為「恐癌症」，不斷地對醫生提出做「全面檢查」的要求，有的甚至無端猜疑，胡思亂想而陷入絕望。對這類症狀的治療和調整不僅是醫生的事，家庭和社會各個方面對此都應予以關心、理解和幫助。

■城市婦女更易出現更年期的心理問題

更年期婦女的心理變化因其身體健康狀態、社會地位、耐受力、情緒的平衡及自身心理狀態而異。每個人的心理行為和社會因素有密切聯繫，各種不同職業的婦女更年期後的心理狀態和情緒反應也不同。

根據臨床觀察，大多數的農村婦女不出現屬於自主神經系統障礙，而生活富裕、條件優越、社會地位高的婦女更年期症狀較明顯、多樣而頻繁，持續時間也較長。因此，要深入瞭解每個病人的社會背景，主動掌握病人的心理狀態，在糾正其心理障礙時才會因人而異，才能對症下藥，從而給予她們安慰和溫暖，鼓勵她們努力克服悲觀恐懼情緒，愉快地接受治療。

■更年期多疑心態的種種表現

更年期可有一些不同程度的心理問題，最多見的症狀是多疑，一些婦女在年輕時其性格特點並非如此，但到了更年期卻會逐漸變得多疑。多疑心態的表現可有多種多樣，在不同文化層次和不同工作領域的人表現也不完全一樣，大體有以下幾種情況：

1.感知覺過敏：過分的敏感，把發生在周圍的一些不愉快事件強

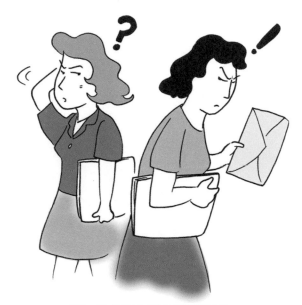

更年期多疑心態的種種表現

行與自己聯繫。聽說同齡婦女罹癌死亡，馬上會聯想到自己罹癌；孩子放學晚歸，疑心他路上發生車禍；先生晚歸，擔心他有外遇；遇到別人在議論某事，會認定是在議論自己。

2.輕信流言蜚語：有些人喜歡傳播小道消息，或是流言蜚語，因此造成人際關係緊張，這對更年期婦女又是一種不良刺激，往往輕信謠傳而引起不必要的糾紛。

3.盲目懷疑：尤其是對一些涉及到其自身利益的事無端地盲目懷疑，如晉級、加薪、分房等，有時懷疑別人在背後作怪，也可能懷疑同事在背後打小報告，由此情緒激昂，憤恨之感急劇產生。

更年期婦女的多疑心態嚴重地影響了人際關係，為此，不但自己苦惱，周圍的人也難以理解和接受。對此類問題應予以足夠的重視，家人應多加關心與開導，常常可避免因此而釀成大禍。

2.絕經後婦女身心變化三階段II：泌尿生殖道症狀

■更年期婦女一般有哪些生理改變？

更年期的主要成因是卵巢產生雌激素的能力進行性衰退而漸趨消失，因此在更年期，凡是具有雌激素受體的組織都會相應地出現退行性變化，從而還會產生除絕經以外的一系列臨床表現：

1.外陰萎縮在絕經2～3年後很顯著。首先是陰唇的皮下脂肪減少，彈力降低，陰毛脫落變稀，大陰唇變薄平，小陰唇縮小。隨之陰道口的彈性減弱，前庭大腺的分泌物由少到無，更加重性交時陰莖插入時的不適和困難。

2.陰道粘膜上皮細胞萎縮，表層細胞脫落，餘下的基底層細胞亦不再生長，因而陰道粘膜變得菲薄、脆弱，易受感染。粘膜上皮的滲出液由酸性變為中性，減低了陰道原有抑制細菌生長的能力，尤其厭氧菌大量出現，易導致老年性陰道炎。

3.尿道粘膜逐漸萎縮、變薄，尿道粘膜外翻。尿道的橫紋肌張力減退，易出現尿失禁，特別在咳嗽、噴嚏或用力收縮腹肌提高腹內壓力時更為明顯。

4.乳房是性器官的一部分，是雌激素依賴性組織。更年期的早期常有乳房發脹感，乳房組織尤其皮下脂肪的逐步萎縮使乳房下垂並失去張力，不再高聳，更不會有分泌乳汁的功能。

5.體形的變化。在更年期開始，表現的是脂肪組織分佈的改變，雖然加強運動可不同程度地減輕肥胖及腹部脂肪的增厚，但不可避免地會出現一些老年人的特徵，如身材變粗獷，腰圍線條消失，腹肌張

力減弱，大腿皮下脂肪加多，面部皺紋增多，皮膚出現色素斑等。

6.下丘腦和腦垂體因受不到雌激素的回饋抑制，大量分泌卵泡刺激激素和其他促內分泌腺作用的激素，影響到身體其他的代謝功能，其中血鈣和血脂的改變尤為明顯，由此而改變骨的緻密度和血管的彈性，引起骨質疏鬆症、高血壓及冠心病等。

7.中樞神經系統，尤其是自主神經系統的功能，也會因更年期多種內分泌功能相互影響，而出現短時間或輕或重的異常變化。特別在原來自我控制能力較差，或者反應比較敏感及強烈的婦女，容易有一時難於協調的行為或感覺，嚴重時甚至與精神病發作難以區分。不過，通過教育或藥物的調理可使之很快緩解，進一步完全恢復正常。

■婦女更年期性行為的改變

更年期是一個較長的時間過程，處於不同時期的婦女對性的要求可有所不同。

絕經前期，還要考慮避孕的問題，還存在擔心懷孕的緊張情緒。有些月經過多、出血時間延長的婦女，可能影響丈夫的性要求和情趣。絕經後可因陰道皺襞及分泌物減少出現性交痛，有部分婦女因此而拒絕男方的性要求，成為絕經期吵架、感情不和的一個重要原因。許多男人無性知識，對女性的性要求和性反應缺乏瞭

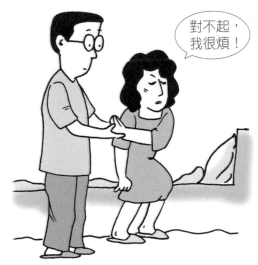

婦女更年期性行為的改變

解，甚至存在大男人主義，性生活中只求滿足個人私欲，對女方不瞭解、不體貼。長期的性抑制和不滿足，使中年婦女出現了厭倦性生活的現象。

更年期是婦女生殖能力逐漸停止的過程，而絕經則是生殖能力終止的信號，但這並不表示婦女的性要求與性反應能力亦終止。相反，當婦女意識到自己進入絕經期後，由於不必再擔心懷孕，可能會出現性欲增強的情況。夫妻雙方應共同努力，使更年期的性生活更和諧、更美滿。

■更年期外陰容易發生多種病變

更年期婦女外陰易出現多種病變，一般可有：

1.感染性病變

毛囊炎（癤）：常為用手搔抓損傷表皮後引起的感染。

擦傷：多見於夏季肥胖多汗者，好發於皮膚皺褶部位，因皮膚相互摩擦損傷後致感染。

外陰念珠菌感染：外陰常感奇癢，引起搔抓，有灼痛感及排尿痛，多見於糖尿病患者。

前庭大腺炎：即在小陰唇處女膜溝內的前庭大腺開口處出現紅、痛，有時有膿腫。

尖銳濕疣：為疣病毒引起的感染，會陰部均可發生，呈微小乳頭狀突起，易伴發其他感染。

2.外陰部白色病變

可為營養不良性白色病變，還可由角化過度、白癜風和繼發性白化病引起。

陰部囊腫：常見的有前庭大腺囊腫、表皮囊腫、皮脂腺囊腫等。

陰部腫瘤：良性的陰部腫瘤有乳頭狀瘤、平滑肌瘤、纖維瘤、脂肪瘤等；惡性的主要是鱗狀上皮細胞癌、腺細胞癌、濕疹樣癌、惡性黑色素瘤等。

外陰搔癢症：多見於糖尿病。

■絕經後為什麼有人出現子宮脫垂？

瘦人容易得胃下垂，有時還得腎下垂，實際上，子宮也可能發生下垂。正常子宮位於腹部最下的盆腔內，在膀胱和直腸之間。它外觀像個倒置的梨，上方較寬的部分是子宮體，下方細小的部分叫宮頸。如果子宮從正常位置沿陰道下降，甚至脫出到陰道口外，即稱為子宮脫垂。引起子宮脫垂的病因如下：

1.和生產時的產傷有關：比如宮口沒開全就向下屏氣使勁，生產時間過長、難產，尤其是拉產鉗時，容易損傷支撐子宮的肌肉和韌帶。產後過早下床做家務，或者過早工作，尤其是做重體力勞動，造成腹腔和盆腔內壓力過高，這些都是導致子宮脫垂的主要原因。

2.雌激素缺乏：是子宮脫垂的另一個主要原因。絕經後雌激素分泌不足、盆腔肌肉萎縮且彈性下降，支援子宮的韌帶下降，結果整個盆底組織鬆弛無力。此外，絕經後子宮體及宮頸萎縮變小，也容易從陰道脫出。

3.營養不良：營養不良者其器官組織周圍結締組織軟弱，器官易下垂，可同時伴有胃下垂等。

4.腹壓增加：慢性咳嗽；經常超重負荷，如肩挑、長期站立、舉重、蹲位；腹部巨大腫瘤、大量腹水等，使腹腔內壓經常增高，以至將子宮向下推移。

子宮脫垂可分為三度：

　　I度輕型，為子宮頸距離處女膜緣少於4公分，但未達到處女膜緣；I度重型，為子宮頸已達處女膜緣，但未超過該緣，檢查時在陰道口可見到子宮頸。

　　II度輕型，為子宮頸已脫出陰道口外，但宮體仍在陰道內；II度重型，為子宮頸及部分宮體已脫出於陰道口外。

　　III度，子宮頸及子宮體全部脫出於陰道口外。

■如何自己發現子宮脫垂？

　　腹部下墜，腰酸，走路及下蹲時症狀更明顯，嚴重時脫出的臟器不能還納，影響行動。子宮頸長期暴露在陰道口外因摩擦皮膚或內褲而發生粘膜表面增厚、角化或發生糜爛、潰瘍。患者白帶增多，有時呈膿樣或帶血，有的發生月經紊亂，經血過多。

　　子宮脫垂者常有陰道膨出，或伴有膀胱膨出、直腸膨出。膀胱膨出者常有尿頻、排尿困難或失禁。直腸膨出者常有便秘、排尿困難。通常根據會陰部有腫物脫出史和經局部檢查不難作出診斷。

■停經後為什麼有時會出現尿失禁？

　　排尿自控能力喪失，尿液不自主地從尿道流出的現象，即為尿失禁。據統計，婦女停經後，尿失禁的發生率高達40%，消除停經後婦女尿失禁的困擾是提高停經女性生活品質的重要內容之一。

　　女人的尿道能控制不漏尿主要是靠尿道壁及其周圍的肌肉、尿道壁的彈性、尿道粘膜及粘膜下血管的力量擠壓尿道而將尿道封閉起來，使尿液不會漏出。而停經後因雌激素缺乏，不只使肌肉力量變弱，也使尿道和陰道的粘膜萎縮，尿道粘膜下的血管同樣也會變得稀少，造成封閉尿道的力量變弱。這些因素相加就無法抵抗因為咳嗽、

打噴嚏、跳躍等突然增加的腹部壓力和膀胱內的壓力，就會產生漏尿的尿失禁現象，即張力性尿失禁。

有人提出鍛煉恥骨尾骨肌可治療尿失禁，方法是經常做下蹲動作，站立或靜坐時反復做縮肛或提肛動作；有意識地將一次排尿中斷多次，然後再重新開始排尿，同樣可以有效地鍛煉恥骨尾骨肌。

3.絕經後婦女身心變化三階段III：骨質疏鬆症和冠心病

■骨質疏鬆——更年期女性的常見病

骨質疏鬆是更年期最易發生的一種常見疾病。骨質疏鬆症特別喜愛光顧女性，女性發病率是男性的6～10倍，婦女從40歲左右由於卵巢功能下降，雌激素水準迅速降低，骨量就開始逐漸減少，月經停止後，骨鈣通過人體的尿液排出加快，骨量減少尤為明顯，這就造成了骨質疏鬆。

體重輕、骨骼小的婦女、有家族遺傳史、絕經前切除卵巢等均是骨質疏鬆的高危因素，長期服用糖皮質激素、缺鈣、日照不足、吸煙、酗酒、長期臥床、少活動等也都是高危因素。

骨質疏鬆有兩個明顯的信號：第一個明顯信號是身高變矮。如果女性在50歲以前就出現明顯的身高變矮，則表明存在較為嚴重的骨質疏鬆症。第二個明顯信號是出現莫名其妙的腰酸背痛，或是在下蹲後站立起來時，出現腰酸背痛和相應關節的疼痛，這往往也是骨質疏鬆的症狀表現。通過雙能X射線吸收儀、CT及雙光子吸收儀測定骨密度，如骨密度下降可診斷為骨質疏鬆症。

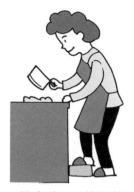
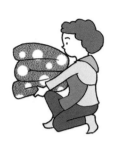
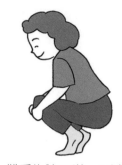

做事時,一隻腳墊高,可以減少腰的負擔

搬東西時,要完全蹲下,慢慢拿起

雙手抱膝下蹲,可減輕腰部肌肉的疲勞

日常生活中應注意姿勢和體位

■導致骨質疏鬆的危險因素

1.絕經年齡:絕經早者危險性相對要大一些。

2.生活方式:常攝入高蛋白、高磷、高咖啡因、高鹽飲食者。

3.人種:黃種人與白種人相似,因骨量較少而易患骨質疏鬆。

4.吸煙。

5.酗酒。

6.體形較小。

7.鈣攝入量低。

8.高甲狀腺素血症。

9.過度使用糖皮質激素,例如因為腎病或腫瘤而長期使用糖皮質激素的病人容易出現骨質疏鬆。

10.有家族骨折史。

■骨質疏鬆的表現

正常情況下,大多數人不會出現較嚴重的症狀,僅40～50%的老

年人才有輕重不同的感覺。

早期無明顯症狀，僅覺得神疲乏力，運動或體力勞動後尤為嚴重，腰膝酸軟，休息後則緩解。以後逐漸加重，並發展到行走不久後即出現全身乏力和酸痛；疼痛以腰骶部為重，常誤認為是腰肌勞損。伴有下肢沉重感。活動時疼痛加重，臥床休息時減輕，再下床時又會加重，甚至坐、立時間較長，彎腰、上樓及咳嗽、打噴嚏時都會加重疼痛。

骨質疏鬆病人由於失去了骨骼的堅硬性，支持作用減弱，所以感到全身乏力和酸痛。疼痛以脊椎與骨盆為主，並可延伸至腰及下肢，活動時疼痛加劇，臥床休息時減輕。

骨質疏鬆者，更年期如飲食不當，維生素和人體必需物質攝入減少，其骨骼疏鬆程度會加快加重。患者骨骼強度下降，極易骨折，在外力或不當姿勢時誘發，甚至發生自發性骨折。脊柱骨的椎體有壓縮性骨折或呈楔形，股骨頸骨折的婦女因長期臥床，可併發肺炎、血栓形成等，致殘率高達50%。

■更年期婦女應注意防止骨折發生

更年期婦女由於存在不同程度的骨質疏鬆，骨骼在外力的衝撞及負荷下很容易發生骨折。常見發生骨折的部位是：

1.脊椎壓縮性骨折：這是由於脊椎的椎體受上半身重力的影響，厚度逐漸減少，椎間隙變窄，當身體突然前傾，椎體前緣所受壓力增加，就容易發生壓縮性骨折。當受到一次較大外力作用時也會引起急性脊椎壓縮性骨折。

2.髖部骨折：包括股骨頸骨折和股骨粗隆部骨折。婦女在50歲前一般不易發生，但過了50歲，每5年其發生率就增加1倍。一旦發生這

種骨折,需臥床休息,其他併發症就更容易發生。

　　3.前臂骨折:婦女一過50歲,前臂骨折的發生率顯著增加,尤以60～70歲時最為明顯。

4.惱人的關節炎

■什麼是骨性關節炎?

　　骨性關節炎是更年期最常見的關節疾病。此病的名稱很多,有的稱為原發性骨性關節炎、增殖性關節炎、退化性關節炎或肥大性關節炎。病因隨著年齡增長,關節因衰老退化,由於創傷和摩擦耗損會引起不同程度的骨性關節炎。

　　在發生骨性關節炎時,軟骨中央載重部分逐漸裂開,並且軟化侵蝕,而關節軟骨周圍卻發生骨組織和軟組織的不規則增生,這樣就出現中間凹陷,周圍不規則突起,俗

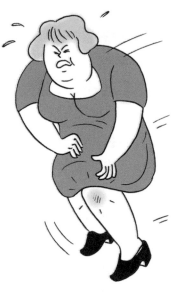

更年期惱人的骨關節炎

稱長骨刺。最後關節中央的軟骨全部被吸收,暴露出骨端,骨與骨直接發生摩擦而出現疼痛。

■更年期如何自覺骨性關節炎的發生?

　　骨性關節炎常發生在擔負重量和活動量較大的關節,如膝、髖、

脊椎和手指關節等處。骨性關節炎的特點及表現是：

1.逐漸發病，過程較長。

2.開始時是關節有輕微的疼痛和發僵，在休息後感到明顯僵硬，活動後消失，但活動稍多後又有不適。

3.關節活動時常能聽到關節內有咯咯的響聲，以後關節逐漸疼痛，也可有腫大，遇潮濕、寒冷天氣或勞累後症狀加重，逐漸發展到多個關節患病。

4.隨著年齡增長，症狀會逐漸加重，但進展很緩慢。

5.後期雖然關節活動受限較明顯，仍不會發生真正的關節僵直，更不會發生癱瘓。

■骨性關節炎為什麼必須做關節局部檢查？

由於骨性關節炎是關節退行性改變與負重受壓引起的機械性損傷，因此，沒必要檢查血液。通常需要做：

關節檢查：除肩關節、髖關節因有肌肉覆蓋外，其他關節邊緣可觸到骨刺或肥厚的關節囊。關節活動時有雜音或異物感，則表明存在著游離體。

關節內的滑液檢查：關節腔內滑液增多，白細胞也增多，其中主要為淋巴細胞和滑膜細胞。由於透明質酸減少，粘性減低，故更易促進關節軟骨的磨損。若不是此病，則關節內的滑液出現多核白細胞增多。

一般X光攝片即可確診，關節端可見骨刺，其大小可表示病變進展的程度。若病變再進一步發展，則關節面可被破壞，使關節間隙變窄甚至消失，將出現關節變形或半脫位。但需注意的是X光徵象不能完全反映疼痛的程度。有時雖然破壞程度很嚴重，但關節已近僵直，疼痛反應反而減輕。

■骨性關節炎的處理方法

為解除關節疼痛，改善關節功能，對輕症患者主要實施非手術療法，適當休息，減少活動量。必要時可用拐杖助行，避免關節過度活動。關節劇痛時可服止痛藥，局部熱敷、理療、外敷中藥或貼膏藥等均可選用。對病情較重者，上述治療均無效時可考慮手術治療。

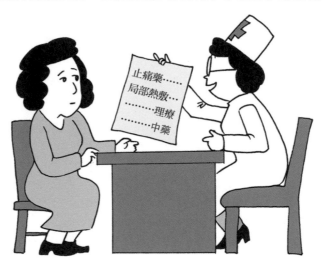

止痛藥......
局部熱敷...
......理療
......中藥

骨性關節炎的處理方法

5.肥胖

■更年期為何易肥胖？

人到了更年期，體重逐漸增加，體型發胖，體態臃腫，大腹便便。究其原因，可能與下列因素有關：

1.當進入更年期，性腺功能減退，雌激素（女）、雄激素（男）分泌減少，而腎上腺皮質功能代償性亢進，糖皮質激素分泌增多，促進脂

肪吸收和儲存，脂肪大量堆積在肩背部、腹部和臀部，使人發胖。

2.進入更年期後，機體各系統器官趨於衰退，細胞代謝緩慢，能量消耗也趨於減少。因此，過多的能量以脂肪的形式儲存起來，從而使人「發福」。

3.隨著年齡增長，運動量明顯減少，特別是從事腦力勞動者，若不規律運動，到了更年期多發生肥胖。

■標準體重和體重指數（BMI）的簡易計算法

標準體重的計算方法是：

標準體重（公斤）＝身高（公分）－105或

$$＝〔身高（公分）－100〕×0.9（男性）或$$

$$＝〔身高（公分）－100〕×0.85（女性）$$

實際體重高於或低於標準體重10%之內者均為正常體重。例如某婦女身高160公分，她的標準體重為160－105即55公斤，如此婦女實際體重處於55－55×10%～55＋55×10%（49.5～60.5）公斤之間均為正常體重。

體重指數（BMI）＝體重（公斤）／身高（公尺）^{2}

實際體重指數在18.5～23.9之間者均為正常體重。

■何謂肥胖症？

當進食熱量多於人體消耗量而以脂肪形式儲存體內，體重超過標準體重10%以上（未達到20%）稱為超重，當超過20%時稱為肥胖症，當體重指數（BMI）≥24時診斷為超重，體重指數≥28時診斷為肥胖。需要注意的是，診斷時須嚴格排除由於水腫或肌肉發達等蛋白質增多所致的體重增高。

嚴重的肥胖對人體各系統均有危害，而對心臟血管系統的影響最為嚴重，肥胖症患者的死亡率高出正常人3倍。過多的脂肪沉積於腹部而使膈肌抬高，可嚴重地影響呼吸功能；胸腔脂肪的沉積還可使心臟及大血管轉位，加重左心負荷；心臟本身的脂肪沉積，使心臟脂肪變性，更直接影響著心臟的功能；脂肪沉積在肝臟、腎臟等，會嚴重影響各器官的功能。

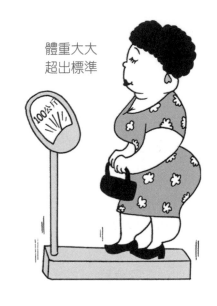

體重大大超出標準

因此更年期需重視肥胖對人體健康的危害。民間習慣稱人到中年開始肥胖為「發福」，其實肥胖對中老年人來說不是「發福」，而是令人「發愁」的事。

■與肥胖相關的疾病

肥胖病人由於脂代謝的紊亂，常導致或易伴發許多疾病，下表顯示了肥胖者易患的各類疾患及其危險程度。

高度增加	中度增加	輕度增加
II型糖尿病	冠心病	癌症（子宮內膜癌、大腸癌
膽囊疾病	高血壓	及絕經後婦女的乳腺癌）
血脂異常	骨關節炎	性激素分泌異常
代謝綜合症	（膝、髖關節）	多囊卵巢綜合症
呼吸困難	高尿酸血症和痛風	不育
睡眠呼吸暫停		腰背痛
		母親肥胖引起胎兒缺陷

■減肥三步曲

1.飲食療法：對單純性肥胖者應適當限制進食量，特別是高脂、高糖和高熱量飲食，控制飲食一方面是控制食物攝入總量，減少體內熱量供應；但飲食的安排和定量標準及減食方案應根據個人的體重情況、工作性質、生活環境等多方面因素加以考慮。另一方面是調整飲食結構，限制糖和甜食，保證蛋白質的供給量。食物選擇應以高蛋白、低碳水化合物、低脂肪為宜，少吃或不吃動物性脂肪而代之以植物油，適當多吃些蔬菜、水果以維持足夠的營養，不要吃零食，尤其是糖果、巧克力、餅乾等。還應忌飲濃茶，濃茶可刺激食欲，使人不自覺地增加飲食量。

2.運動療法：經常進行適量的體力勞動和適量的運動能使人健康長壽，且可避免肥胖，如快走、打太極拳、游泳、長跑、跳舞等，對輕中度肥胖有較好作用。運動量應由小到大，循序漸進，還要持之以恆。運動最好與飲食控制同步進行。一般說來，每天散步半小時，可消耗熱量100大卡，一個月可減肥半公斤。

3.藥物治療：當飲食療法和運動療法未能奏效時，可採藥物輔助治療。但藥物治療並非肥胖症治療的主要措施，且有副作用。至今尚無足夠的證據表明市售減肥藥長期使用的安全性，也無證據支援同時服用兩種以上藥物可以增強療效。目前常用的減肥藥物分為兩類，即作用於中樞神經系統的藥物和作用於外周的藥物。

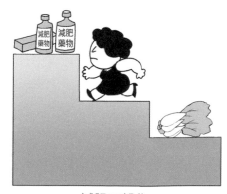

減肥三部曲

6.心臟相關疾病

■冠心病是絕經婦女的「頭號殺手」

不少45～55歲的中年婦女，由於體內雌激素水準下降，造成血管痙攣，形成各種心血管異常改變，主要表現為心慌、胸悶、頭暈、血壓波動、心前區疼痛、心律不齊等。雌激素對心血管病，如動脈硬化、高血壓、冠心病的影響已成為當今醫學的討論熱點。

許多研究證實，更年期後女性冠心病的發病明顯增高，雌激素水準降低在人類冠心病的形成中起重要作用。雌激素能影響脂肪代謝，若此時伴有糖代謝異常、肥胖、高血壓等，則冠心病更易發生。因為女性死於心血管疾病的人數是乳腺癌的5倍，比子宮癌和卵巢癌死亡的相加人數還要多，所以有人把冠心病稱為是絕經婦女的「頭號殺手」。

冠心病是「冠狀動脈粥樣硬化性心臟病」的簡稱，心絞痛和心肌梗死是冠心病的主要表現形式。冠狀動脈內的血液承擔著給心肌輸送氧氣及養料的重要任務，當冠狀動脈發生粥樣硬化時，動脈管腔變得狹窄，供應心肌的血液減少，當心肌缺血時，就會出現發作性的心前區疼痛，稱為心絞痛；當內徑變窄的血管因血流緩慢，有血栓形成時，供應心肌的血流完全中斷，以致部分心肌嚴重缺血、缺氧而壞死，則形成心肌梗死。

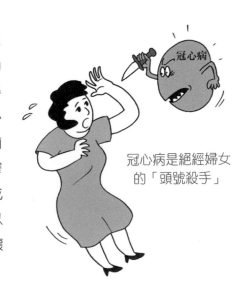

冠心病是絕經婦女的「頭號殺手」

■心絞痛的自覺症狀有哪些？

心絞痛有特徵性的臨床特點，往往因過勞、過飽、過寒、過度激動或過多吸煙，致冠狀動脈呈短時間缺血，而突然感到胸骨後劇烈疼痛或憋悶（多為壓榨樣、沉重悶脹性疼痛），可向左肩及左臂放射，疼痛多持續3～5分鐘，一般不超過15分鐘；休息，除去誘因，或舌下含服硝酸甘油等強擴血管藥物，3分鐘內疼痛即可緩解。有些人疼痛部位不典型，不出現胸痛，而表現為牙痛或胃痛，往往造成誤診，應多加注意。

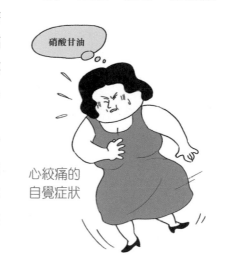

硝酸甘油

心絞痛的
自覺症狀

■心絞痛的緊急處理措施

在急性發作時，即刻舌下含服硝酸甘油片是當務之急，同時立即原地休息，避免不必要的搬動。一般含服硝酸甘油後數分鐘即可奏效，可維持20～30分鐘；或用亞硝酸異戊酯吸入，有明顯效果。

平時應隨身攜帶急救藥盒，以備不時之需，嚴重時應給予吸氧。如果心絞痛在短時間內頻繁發作，或有進行性加重趨勢，則診斷為「急性冠脈綜合症」，治療上應更積極，可參照急性心肌梗死的方法處理，最好及早將患者送往醫院進行治療。

■突發持續劇烈胸痛應注意心肌梗死

心肌梗死是冠狀動脈閉塞，血流中斷，使局部心肌因缺血缺氧而發生壞死。多發病急驟，胸前區呈持續的、劇烈的壓榨性疼痛，重

者面色蒼白、出冷汗、有恐懼感、煩躁不安，疼痛可放射到左肩、左臂。與心絞痛突出的區別是疼痛持續時間長，可達半小時以上，舌下含服硝酸甘油後疼痛不能緩解。心肌梗死時還有血清心肌酶譜明顯增高，及心電圖進行性改變等。病情嚴重發展可併發心源性休克、心律失常或心力衰竭，應積極救治。

■心肌梗死的急救

對急性心肌梗死的處理原則是及早診斷、及早住院，並做好入院前的就地處理工作。患者家屬在發現患者發病時，應保持鎮靜，不要驚慌失措，以免引起患者精神更加緊張使病情加重，或延誤搶救時機。如家中備有急救盒，可讓患者含服消心痛等藥物擴張冠狀動脈，改善心肌供血。儘量使患者情緒穩定，不要隨意搬動患者，應使用擔架搬動患者。

患者住院後的治療包括應用藥物有效止痛，可肌注杜冷丁50～100毫克或皮下注射嗎啡5～10毫克；不要驚慌，要穩定病人的情緒；發現頻發的早搏，可靜注利多卡因50～100毫克；心率低於50次/分，提示心動過緩或傳導阻滯者，可皮下或肌注阿托品1～2毫克，預防室顫發生，以免出現心臟驟停死亡。

在治療急性心肌梗死方面，最有效的治療手段為急診經皮冠狀動脈成形術（PTCA），可以獲得較高的再通率，減少再梗率。另外，還可根據指徵及早進行溶栓治療，也能明顯降低患者死亡率。採用上述治療措施，可使很多病人轉危為安，其中不少人還能恢復至正常生活。

7.血壓及血脂

■什麼是高脂血症？

人們都知道高脂血症是健康的大敵，尤其是進入中老年以後，高脂血症成為動脈粥樣硬化、心腦血管病、糖尿病等的重要危險因素。對血脂的調節和控制可有效預防和治療多種疾病。

那什麼是高脂血症呢？所謂高脂血症，是指血漿中膽固醇或甘油三酯濃度超過正常人水準，即膽固醇＞220毫克/分升，甘油三酯＞180毫克/分升。高脂血症有原發性和繼發性兩種。原發性高脂血症有遺傳因素的，稱為遺傳性或家族性高脂血症；環境因素主要包括飲食習慣、營養因素、生活習慣和很多其他尚不清楚的因素。繼發性高脂血症主要繼發於某種疾病，最常見的是糖尿病、腎病綜合症、慢性肝病、甲狀腺功能低下、肥胖症，以及某些藥物的影響和免疫性疾病等。

科學家認為高脂血症是動脈硬化的主要病因，膽固醇沉積在動脈壁上，形成動脈粥樣硬化斑塊，血管壁增厚，血管內膜變得粗糙，管腔狹窄，血管腔內容易產生血栓，甚至堵塞管腔。若發生於冠狀動脈內，可致心肌供血不足，發生心絞痛，甚至心肌梗死。

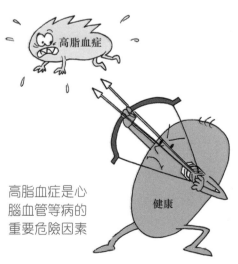

高脂血症是心腦血管等病的重要危險因素

■降低血脂——防治冠心病的基礎

　　高脂血症控制或治療的重點不在於藥物的使用，而在於如何阻止高脂血症的形成。近年來，科學研究發現控制飲食，改變不良生活習慣，肥胖者減肥，清除危險因素，包括控制高血壓、戒煙、治療糖尿病等可使血脂水準正常化。

　　使用藥物治療高血脂症有一定的規範，經過嚴格的飲食控制、戒酒、戒煙和運動與減肥3～6個月高血脂症仍未改善，才會考慮使用降血脂藥物。使用降血脂藥物可觀察到動脈粥樣硬化的斑塊穩定、消退、狹窄的血管管腔擴大，血管壁功能得到改善，血流量增加，結果能使冠心病症狀（心絞痛、心肌梗死、猝死）明顯減少。

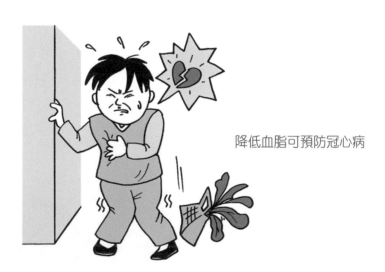

降低血脂可預防冠心病

■更年期為什麼常伴發高血壓？

　　高血壓是更年期的一種常見病、多發病，是以動脈血壓持續增高為主要表現，相繼伴有心、腦、腎等器官病理生理改變的全身性疾

病。根據世界衛生組織國際高血壓聯盟的高血壓治療指南所規定的血壓標準，在未服抗高血壓藥的情況下，收縮壓高於140毫米汞柱，舒張壓高於90毫米汞柱者為高血壓。

60歲以上的老年人大多有不同程度的高血壓，其臨床特點為：

1.多以單純收縮期血壓升高為主。

2.往往合併有動脈粥樣硬化，尤其是大動脈的粥樣硬化和心臟病。

3.病人多合併有糖尿病、肥胖、高血脂等危險因素，更容易出現併發症，如腦中風、心力衰竭和腎臟損害。

4.臨床症狀多不明顯，病人往往並不知道自己有高血壓。

5.血壓波動幅度比較大。

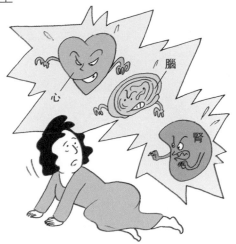

更年期常伴發高血壓病

■改變生活方式可降低血壓

1.減重：減少熱量攝入，膳食平衡，增加運動，如果運動後自我感覺良好，則表明運動量和運動方式合適。

2.減少脂肪飲食：特別是動物性脂肪，如肥肉、動物內臟、蛋黃、魚子、各種動物油。含膽固醇低的食物有牛奶（每100克含13毫克）、各種淡水魚（每100克含90～103毫克）。要少吃蛋糕、甜餅、甜點心、糖果等。

3.控制食鹽的攝入：輕度高血壓患者，每人每天攝入食鹽量應控制在6克以下。含鈉多的食物包括鹹菜、鹹肉、腐乳等，均在限制之列。

4.多吃新鮮蔬菜：在低脂肪攝入的前提下，適當增加新鮮蔬菜的攝入量，如芹菜、黃瓜、番茄等，均對高血壓病人有益。

5.保持樂觀心態，提高應激能力。

6.嚴格控制煙、酒：吸煙有害健康，人們已普遍形成共識；飲酒對高血壓病十分不利，尤其是過量飲酒更為不利。高血壓病人在酒宴中突發腦溢血者並不少見，因此更年期高血壓病病人應嚴格控制煙酒。

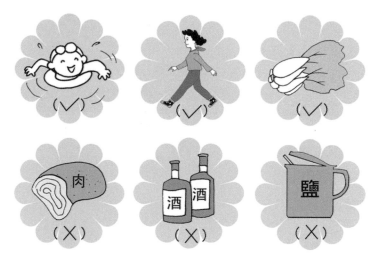

降壓的有效措施

■什麼是體位性低血壓？

人進入更年期後，往往在平臥位突然轉變為站立時，或長久站立時發生低血壓，此稱為體位性低血壓。表現為血壓下降、頭暈眼花，甚至暈倒等一些暫時性腦缺血症狀，有的還會出現大小便失禁。家屬常常誤認為是得了「腦中風」而感到驚恐萬分。

通常從40歲以後，隨著年齡增長，動脈硬化的程度逐漸加重，

心肌和血管壁肌肉層發生不同程度的萎縮,心輸出量減少,腦供血不足,使自主神經中樞調節和穩定血壓的能力降低。由於血管硬化,大動脈彈性降低,當血壓變化時,位於主動脈弓和頸動脈竇處的壓力感受器對血壓變動的感受能力降低,不能及時調整血壓。又由於腎動脈硬化,分泌腎素也減少,不能迅速提高已降低的血壓。

■如何防止發生體位性低血壓?

儘管體位性低血壓本身不會危及生命,但在發病時很容易跌倒,導致骨折及其他外傷如顱腦外傷,從而引起嚴重後果。因此,要採取必要的預防和治療措施,防患於未然。

在發病時,幫助病人迅速平臥,症狀很快能消失。有類似發作史的人,變換體位時不要太猛。平時加強運動,增強體質,使心肌得到相應的鍛煉,增強心臟功能,利於血壓回升,盡可能避免服用可誘發本病的一些降壓藥或鎮靜劑。

8.糖尿病

■「甜蜜」殺手——糖尿病

糖尿病是常見的內分泌代謝病,它的特徵是血中葡萄糖水平高於正常,並將伴隨病人終身,長期血糖不能得到控制,將會產生各種慢性併發症而威脅病人的健康。糖尿病患中冠心病、腦血管病的發病率較非糖尿病患者高3～4倍,慢性腎功能不全者高17倍,失明者高25倍,截肢者高5～7倍。而隨著經濟的飛速發展,糖尿病的發病率也正在急劇上升,因而糖尿病及其慢性合併症已成為人們健康的甜蜜殺手。

■糖尿病的表現

　　三多一少是糖尿病的典型表現，即多吃、多飲、多尿、消瘦。I型糖尿病三多一少出現較早而症狀明顯，II型糖尿病則出現上述症狀時已不是早期階段。II型糖尿病患者大多是老年人，食欲良好，體態肥胖，往往因體檢或檢查其他疾病時偶然發現，有時僅有皮膚癤腫、牙齒鬆動脫落、外陰搔癢等。不少患者伴有高血壓、動脈硬化、肥胖症、心血管病及高血脂症等。

糖尿病的現象

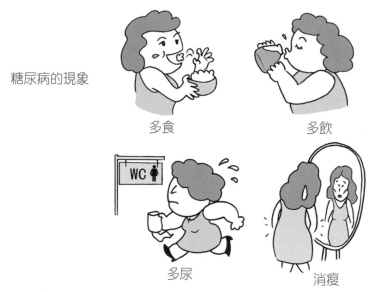

多食　　　　　　　　多飲

多尿　　　　　　　　消瘦

■糖尿病的類型

　　目前糖尿病分為四種類型：

　　I型糖尿病：多見於兒童和青少年，主要是生成胰島素的胰腺發生自身免疫性炎症，而導致胰島素絕對缺乏，起病較急，易發生糖尿病酮酸中毒。必須用胰島素治療，故也稱為胰島素依賴型糖尿病。這型糖尿病只占患者的5%左右。

　　II型糖尿病：是成年及老年人最常見的類型。是一種多基因遺傳疾病，主要為胰島素抵抗，即生理劑量的胰島素不能發揮應有的生理效應及伴胰島素分泌缺陷所引起。起病比較隱襲，肥胖者居多，經常沒有症狀，不易發生酮酸中毒，口服降糖藥治療有效。一般不需要採用胰島素治療，故也稱為非胰島素依賴型糖尿病。這型糖尿病占糖尿病患者的95%以上。

　　妊娠糖尿病：指妊娠期間發生或發現的糖尿病。

　　特殊類型糖尿病：除上述I型、II型和妊娠糖尿病以外的各種糖尿病，包括由遺傳突變、內分泌疾病、胰腺疾病、藥物或化學製劑等原因所致的糖尿病。

■糖尿病的判定指標

　　1999年世界衛生組織及中華醫學會糖尿病學會採納美國糖尿病協會制定的關於糖尿病的制定標準，將糖尿病定義為：

　　1.糖尿病的三多一少表現＋空腹血漿葡萄糖≥7.0毫摩爾/升，或任何時間血漿葡萄糖水平≥11.1毫摩爾/升，可診斷為糖尿病。

　　2.如果沒有糖尿病的表現，除了第一條標準外，需作口服葡萄糖耐量試驗，如2小時血糖水準也≥11.1毫摩爾/升，可診斷為糖尿病。

　　3.如果在口服葡萄糖耐量試驗中，2小時血糖水準在7.8～11.1毫摩爾/升之間，則為葡萄糖耐量異常；空腹血糖在6.1～7.0毫摩爾/升之間，為空腹血糖受損。兩者均為糖尿病的前期狀態，應引起重視，進行干預治療，防止轉變為糖尿病。

■老年糖尿病的血糖控制目標

　　老年人糖尿病通常可接受的治療目標是治療有症狀的高血糖，一

般空腹血糖應控制在8毫摩爾/升，餐後血糖應控制在11.1毫摩爾/升，即可避免服藥後低血糖所引起的風險。

■老年糖尿病治療的特殊性

糖尿病治療應採用綜合防治措施：糖尿病教育、控制飲食、運動、血糖監測及藥物治療。藥物治療包括口服降血糖藥物和胰島素治療，使用時需根據血糖等病情制定適當治療方案，劑量根據個體差別而異，應儘量避免低血糖反應。

9.膽石症

■更年期怎麼會有膽石症？

膽石症是一種常見病，好發於更年期的中老年人，隨年齡的增長發病率遞增。從總體上看，女性的好發病年齡為45歲左右，男性則是在55歲前後，容易發生膽囊結石，女性發病率約比男性高2～4倍。但絕大多數患者從未出現腹部悶脹或隱痛、絞痛等症狀，平時飲食也較正常，無食欲不振等，往往是在體檢時偶然發現，故診斷為「無症狀膽結石」，或稱之為「平靜膽結石」。

膽囊結石形成與膽汁成分有關。膽汁中含有膽鹽、磷脂、膽固醇等物質，當膽固醇含量呈飽和狀態時，可沉澱成結晶體，即為結石。上了年紀的人，尤其是中老年婦女易患膽石症，主要是因身體過胖，平時不常運動，機體新陳代謝相對緩慢，控制膽道收縮的神經功能和膽囊、膽管的收縮力日漸減弱，因而膽汁中的膽固醇和膽色素易於淤積成石。有些婦女體內的雌激素對肝臟酶產生影響，使膽汁成分改變

後，也會增加膽結石形成。此外，經常不吃早飯或有膽道感染及膽道蛔蟲病者，也可成為膽結石的誘因。

膽石症的表現通常與膽石的大小和部位有關。如果結石嵌入並阻塞膽囊管或總膽管時，可引起膽絞痛，如中上腹或右上腹劇烈疼痛，坐臥不安，大汗淋漓，面色蒼白，噁心，嘔吐，甚至出現黃疸和高熱。但也有症狀不典型、不感疼痛的，稱「無痛性膽石」。

■如何清除膽囊中的石頭？

平日未出現腹痛等不適表現，而因為體檢偶然發現的「無症狀膽結石」患者可在醫生指導下，採取必要的防治措施。一般常用排石療法、溶石療法或選用體外震波碎石等方法治療。若有輕度消化不良等症狀者，仍以先行非手術療法控制症狀為宜。對有症狀的膽結石，除伴有急性膽管梗阻需作手術外，多數病例宜先作非手術治療控制症狀，而後再考慮手術與否，若有多發性膽石且伴膽管狹窄及其他併發症者，宜行手術處理。

膽石症常由不良的生活習慣所造成，又由某些誘因導致急性發作，預防膽石症的發生和發作應注意：

1.飲食：食物以清淡為宜，少食油膩和炸、烤食物。

2.保持大便暢通：平日宜多喝開水，每天飲水量至少達

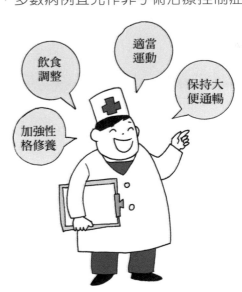

清除膽囊中石頭的方法

1500毫升以上。

3.運動：改變靜坐不動的生活方式，經常堅持參加力所能及的運動。

4.加強性格修養：長期家庭不和睦、心情不暢的人可引發或加重此病，要做到心胸寬闊，心情舒暢。

10.帕金森氏症

■更年期後應注意帕金森氏症的發生

帕金森氏症是一種易發生於更年期、老年期的中樞神經系統變性疾病，多在50歲以後緩慢起病，並隨年齡增長而加重，臨床症狀以靜止性震顫、肌肉僵直、運動遲緩和姿勢步態異常為主要特徵。

原發性帕金森氏症的病因目前尚不清楚，可能與年齡老化、環境因素和某些遺傳因素有關。目前普遍認為，帕金森氏症並非單一因素所致，可能有多種因素參與。該病起病比較隱襲，緩慢發展，逐漸加劇。震顫常為首發症狀，一般先從手指開始，手指震顫起來好像「搓丸」模樣的動作。肢體愈是靜止不動，或注意力集中，特別是對指、穿線時，愈易發生震顫，活動起來，震顫倒反而輕些，情緒激動時，震顫得更厲害，甚則手腳和全身發抖，站立不穩，但睡眠時能停止。

震顫一般先從一側上肢發生，再到同側下肢、對側上肢及下肢，即呈「N」字型進展。有時下頜和舌肌也有震顫。病人走路動作很不協調，步子很小，雙臂前後不擺動，邁步後即以極小的步伐向前衝去，好像很慌張，稱「慌張步態」。但感覺沒有障礙，受刺激時，疼痛和正常一樣。面部呆滯無表情，兩眼直視，很少眨眼，呈現「面具

臉」，說話緩慢而單調。因手指不能作精細的動作，寫字時越寫越小。更嚴重者，唾液常從口角流出來，說話快時漏風，含糊不清。此外，病人還可能伴有腦動脈硬化、高血壓及血管硬化的臨床症狀。

■帕金森氏症可用藥控制

目前治療帕金森氏症仍以藥物治療為主，早期無需特殊治療。若病情加重，則需採用藥物治療。原則是：從小劑量開始，緩慢遞增，儘量以較小的劑量取得較滿意療效。

11.中風及腦溢血

■來得快、康復慢的麻煩病──中風

中風又稱急性腦血管意外，包括出血性中風（腦出血）和缺血性中風（腦梗死）。大多數發生在中年以上，尤其是高血壓患者。在老年人中，中風、心臟病、癌腫已成為三大主要死因。中風約占死亡人數的8%～15%。

中風的共同特點為起病急驟，常有不同程度的意識障礙甚至昏迷，多數有偏癱、失語等症狀，往往在短時間內，腦部損害症狀達到高峰而導致發病。如患者倖存，神經功能恢復緩慢，且難以預期。

腦出血的原因大部分是硬化的腦動脈破裂，少數病人是因畸形動脈破裂，出血多發生在內囊（軀體運動和感覺神經纖維的重要通道）附近的大腦中動脈，常導致偏癱。腦梗死的原因可以是腦動脈內形成血栓，或由其他部位的栓子（如脫落的動脈粥樣硬化斑塊、心臟內的血栓等）堵塞腦動脈，導致急性腦供血不足，引起腦局部組織壞死，

臨床症狀因梗死的部位和大小不同有較大差別。

■睡眠中得的病──腦梗死

　　腦梗死在臨床上以偏癱、失語等急性或亞急性的腦局灶病症常見。動脈硬化性腦梗死為最常見的中風，約占發病者的半數。臨床以老年人為多見，65～74歲年齡組的患病率每年達1%，男性較女性稍多，高脂飲食、糖尿病、吸煙、紅血球增多症病人患病率均較一般人為高。

　　本病的起病較其他急性腦血管病稍緩慢些。安靜時發病較多，常在晨間睡醒後發現症狀，睡眠中發生約占1/5，症狀常在幾小時或較長時間內逐漸加重，意識常保持清晰而有明顯偏癱失語等神經局灶功能喪失。腦脊液透明無色，壓力不高，腦血管造影和CT有助於最後確診。有的腦梗死僅在病理解剖時發現而生前並無症狀。

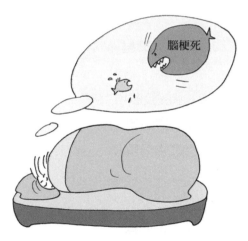

腦梗死容易在睡眠中發生

■可怕的腦出血

　　一般而言，中老年人發生的腦出血多為高血壓性腦出血，是由於高血壓病伴發腦內小動脈病變在血壓驟升時發生的腦內血管病變破裂而引起的出血，臨床以50歲左右的高血壓病人發病最多。一般在體力或腦力緊張活動時容易發病，如用力抬舉重物、心情激動、使勁排便

等。腦出血常無預感而突然急驟發生，往往在數分鐘到數十分鐘內病情就發展到高峰。

臨床表現視出血部位、大小範圍、機體反應、全身情況等各種因素而定。發病時先感到劇烈頭痛，隨即發生嘔吐，重則嘔吐物呈粟殼色或咖啡色。常在短時間內神志轉為模糊或昏迷。呼吸深沉帶有鼾聲，重則呈潮式或不規則呼吸。脈搏緩慢有力，血壓升高。面色潮紅或蒼白，全身可大汗淋漓，大小便失禁，偶見抽搐。一般均可出現一側肢體癱瘓和口角歪斜。重症病人可於數小時內死亡。

■腦梗死和腦出血治療有所區別

腦梗死時需維持腦動脈灌注壓，使動脈壓保持在稍高於正常水準；保持呼吸道通暢；控制體溫，預防抽風，降低全身氧消耗量；及時處理腦水腫及顱內高壓；及時處理各種併發症。

溶栓治療必須在發病後6～12小時進行，超過治療時間後形成的血栓很難用藥物溶解使血管再通，即使能使血管再通，由此造成的缺血再灌流損傷會加重腦組織損害。此外溶栓治療時會增加腦出血的危險性，因此溶栓療法只應該在經過嚴格選擇的合適病例中進行。

半身不遂或癱瘓病人應注意經常變換體位，並按摩癱瘓肢體，阻止氣淤血滯。同時鼓勵病人自己多活動，以促進癱肢的恢復，防止肌肉萎縮，關節變形。失語患者必須早期進行語言訓練。

腦出血患者治療時要保持安靜，絕對臥床，急性期應盡可能避免不必要的搬動。控制腦水腫，進行脫水治療，控制高血壓，如若出血量較大則需立即手術，清除顱內血腫。

12.老年癡呆

■老年癡呆──找不到回家的路

　　老年癡呆是以認知、行為、性格、專業技術技能、工作、社交和生活能力全面障礙為特徵的疾病，隨年齡增加其發病率也隨著增加，男女比例為2：1。老年癡呆是指老年期由器質性腦損害導致的不可逆的智慧缺失和社會適應能力降低，占老年性疾病的2%～3%。

　　老年癡呆症相當一部分與雌激素缺乏有關，絕經早的婦女發生率高，絕經晚的發生率低，60歲以後發病率迅速上升。流行病學研究發現，高血壓和高膽固醇血症是引起老年癡呆的兩大危險因素。如果這兩大因素協同作用於同一個人身上，那麼這個人患老年癡呆病的危險性將會是其他人的8倍。

　　老年癡呆的主要表現為：病人記憶力明顯減退，智力下降，失去空間和時間辨別能力，不知道當前的日期、時間，出門時常找不到回家的路，不認識自己的家人，閱讀、計算和語言表達能力也明顯受損。病人的日常生活不能自理，常需家人照料，嚴重時病人會出現個性改變，脾氣暴躁，打人罵人。如果患者在意識清晰的情況下出現進行性的記憶下降、智慧衰退、人格改變和定向障礙，而又沒有發現能導致這些異常的軀體或神經系統疾患，就可以作出老年癡呆的診斷。

■改善和治療老年癡呆

　　老年癡呆尚無特殊療法，目前主要有兩條途徑：一是使用膽鹼酯酶抑制劑以增加神經突觸間乙醯膽鹼的濃度，但這種治療方法僅僅是對症治療，不能改變疾病的進程，停藥後病人的症狀迅速恢復到用藥

以前的狀態；二是使用神經生長因數，有神經營養作用和神經保護作用，能明顯延緩老年癡呆病變的進展，改善症狀，是目前治療老年癡呆的首選藥物。

對大多數患者而言，實施正確的心理治療和精心護理比藥物治療更為重要，特別是在疾病的早期更是如此。婦科醫生可用雌激素來預防和治療女性的老年癡呆，雌激素能改善大腦的血液循環，提高病人的認知力，增加神經營養等，從而改善症狀。

13.頭痛

■令人頭疼的「更年期頭痛」

更年期時因雌激素缺乏，導致內分泌功能失調，主要表現為月經週期不規律，月經出血量增多或減少，直至月經停止。還表現為自主神經功能失常，如頭痛、易激動、憂鬱、乳房脹痛、性欲下降、心悸、出汗、面色潮紅、失眠等多種表現，其中，頭痛是最令人「頭疼」的症狀之一。

更年期頭痛的主要防治措施有：

1.正確認識更年期的到來，因為它是人類老化過程中的必然階段，可以找婦科醫生諮詢，不必焦慮緊張，要樹立信心，以便順利通過更年期。

2.激素替代療法：更年期症狀明顯時，可在婦科醫生的指導下，補充體內的雌激素水準，但切忌盲目用藥。

3.對症治療：頭痛明顯者可用一些常用的止痛藥來緩解頭痛，情緒急躁和焦慮者，可選用一些鎮靜類藥物。

另外，應該增加運動休閒及社會交往，充實生活內容。

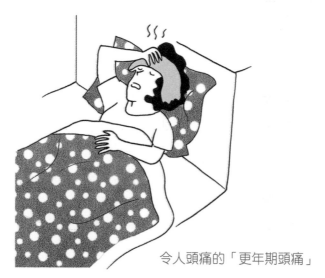

令人頭痛的「更年期頭痛」

14.精神病與憂鬱症

■更年期精神病

更年期由於腦動脈硬化，造成腦組織血流供應不足，而產生一系列精神障礙症狀者，稱為動脈硬化性精神病。因病的後期出現癡呆狀態，又稱動脈硬化性癡呆，多起病於45歲時，疾病進展緩慢。

腦動脈硬化多由高血壓、脂質代謝障礙引起，一些過於肥胖的人，血中脂質呈游離狀態的較多，加上動脈血壓過高，脂質通過血管內膜，進入血管內膜下與肌層之間，大部分脂質通過巨噬細胞、肥大細胞等吞噬清除，也有少部分變成結合性脂肪酸積聚於內膜下。

到更年期時，體內激素內分泌系統代謝功能減退，脂質沉澱越積越多，動脈管壁平滑肌纖維彈性減弱，動脈內壁高低不平，血管腔變

窄，彈性變小，呈硬化狀態，腦部血管因血流減少，腦細胞血氧供給減少，部分開始退化，變性壞死，神經衝動傳導障礙，人的識別、記憶和理解功能下降，表現出一系列的神經精神症狀。

起病早期只有一些頭昏、眩暈、易疲倦或有血往頭部湧的感覺；繼之出現手足發麻，四肢瞬息無力，手裡拿的東西會突然掉落；可有短暫的失語症，談話時常不由自主地說錯；日漸睡眠不好，晚睡早醒；記憶力減退，常忘記自己原來較熟悉的人名、物名、地名；可伴有頭痛，遇煩躁、咳嗽及用力解便時頭痛加重，平臥休息時減輕；有時眼前發黑，身體像坐船一樣，有一種浮動傾倒感；情緒不穩，並常有恐懼、焦慮、多疑、憂鬱、說話反覆等精神症狀；可反復出現發作性意識模糊，也可有腦血管痙攣或出血引起的偏癱、失語和癲癇樣發作；最後呈現癡呆狀態。

注意以下幾方面有助於此病的預防：

1.飲食調節：應進低脂肪、低膽固醇飲食，如瘦肉、鴨子、鴿子、魚類，少食肥肉、豬油、動物內臟、雞蛋黃等；多食植物油，多吃蔬菜水果，少食辛、辣、鹹、酸等刺激品；不吸煙，不飲酒。

2.精神調理：避免過勞和過度精神緊張，應儘量參加一些社會活動，創造一個輕鬆、活潑、開朗的生活環境。多給病人安慰和鼓勵，使之感到精力猶存。重新開發一些新的生活樂趣，如種草養花、繪畫書法等。

3.運動休閒：參加一些運動量不大的活動，如下棋、打槌球、釣魚、散步等，以促進血液循環，改善動脈硬化程度，減緩動脈硬化性精神病的發作。

更年期精神病重在預防，也可在醫生指導下進行藥物治療，但效果往往欠佳。

■什麼是更年期憂鬱症？

更年期憂鬱是女性在45～55歲最常見的一種情感性精神問題（男性在55～65歲），此時的內臟器官、內分泌系統、神經系統和大腦功能均呈現衰退趨勢，精神活動的持久性和靈活性開始下降，不少人心理會產生「日近黃昏」的感覺，社會適應能力大不如前。如果平時就是過分認真、謹小慎微的人，就很容易在諸如雙親去世、配偶病故、子女分居、工作挫折等社會心理因素的影響下產生更年期憂鬱症。

患更年期憂鬱症的人，平時表現為焦慮、憂鬱，會無緣無故緊張不安，憂心忡忡，手足無措，惶惶不可終日，或者情緒低落，鬱鬱寡歡，自卑自責，消極厭世，甚至出現自殺言行，有的人會無端懷疑自己得了癌症、冠心病，也有人覺得自己經濟拮据，無臉面活下去等等。由於這些精神症狀的影響，患者的生活和工作能力大大減低。

■更年期憂鬱症女性最常見

更年期憂鬱症臨床上以女性最為常見。據報導，女性進入更年期約有46%的人罹患本病，明顯高於其他年齡段。因此，正確認識本病的促發因素，才能在日常生活中盡力避免，那麼，有哪些因素會引發憂鬱症呢？

1.婦女進入更年期後卵巢開始萎縮，絕經後雌激素分泌銳減，就會出現煩躁、易激動、潮熱等更年期綜合症症狀，有時當眾發作，令患者焦急不安、心情不悅，若不能及時調整心態，易發生憂鬱症。

2.絕經後婦女由於體內雌激素消耗殆盡，致性欲減退甚至無性要求，給兩人世界帶來了極大不便。若丈夫不理解妻子，雙方原先親密無間的關係就會出現裂痕，勢必會增加妻子的心理負擔，長期下去就會導致憂鬱症。

　　3.更年期婦女多臨近退休或被迫退出職場的威脅，使患者心理存在多種顧慮。有的原先在職場是業務骨幹，退休後忽然無事可做，由此產生孤獨感，進而憂鬱；一般的失業勞工心理壓力更大，失業後經濟收入難以保障，社會地位、家庭地位都下降，使她們由危機感逐漸產生憂鬱症。

　　4.有些婦女進入更年期後不能主動參加社會活動，又不會享受生活樂趣，而是整天閉門獨處、悶悶不樂，久而久之便產生精神憂鬱症。

　　5.不能適應新的生活環境變化，如遷居至陌生的新環境；隨兒女新家庭一起生活；或喪偶獨自生活等等。

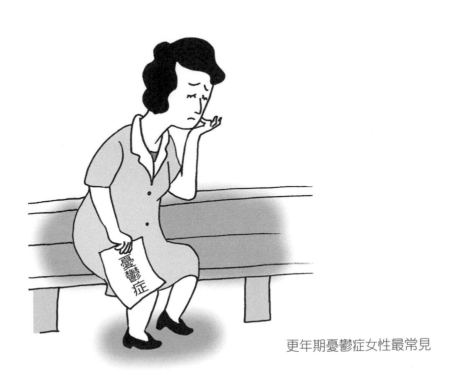

更年期憂鬱症女性最常見

■更年期憂鬱症有藥可治

得了更年期憂鬱症怎麼辦？首先，必須認真地給予治療，可使用抗憂鬱藥物，亦可輔以抗焦慮藥，男性病人應以採用雄激素治療為宜。此外，心理治療可增強藥物治療的療效，適合於更年期憂鬱症患者選用。

15.甲狀腺

■更年期甲狀腺的變化

50歲以後因甲狀腺功能下降，基礎代謝降低以致體溫降低，甚至怕冷。由於代謝下降，能量消耗減少與脂肪代謝失衡，可導致肥胖，同時由甲狀腺所管轄的各項生理活動都出現衰退跡象，如心率緩慢，消化功能減弱，骨髓造血也會受影響，體力明顯下降。

甲狀腺功能低下常常由橋本病所引起，橋本病又叫慢性淋巴細胞性甲狀腺炎，是一種自身免疫性疾病，其發病與遺傳、環境因素有關，是遺傳因素與環境因素共同作用的結果，常在同一家族中發現多個患者，表明存在遺傳因素，環境因素則多為感染和進食過多的含碘食物。

90%以上的病人為中老年女性，典型表現為甲狀腺出現彌漫性腫大，無痛或輕度疼痛、輕度或中度的腫大，也可呈結節性腫大，甲狀腺質地較韌是本病特徵之一。

隨著甲狀腺組織逐步被破壞，甲狀腺又可逐步縮小。多數病人臨床表現為甲狀腺功能減退，全身乏力，有非凹陷性浮腫，腹脹，尿

少，動作遲緩，懶言少語，對答反應慢，心率緩慢，多在60次/分以下，聲音嘶啞，皮膚粗厚，脫屑，怕冷，無汗。大部分病人常有咽部不適，少數可出現心臟擴大，心包積液，或有冠心病表現。化驗檢查可出現血中甲狀腺激素T_3、T_4、FT_3、FT_4降低，垂體分泌的促甲狀腺激素（TSH）升高，甲狀腺自身免疫指標TPOAb強陽性。

依據上述症狀和檢查結果，典型的橋本病診斷並不困難。治療上主要採用甲狀腺素替代治療，同時密切監測血中甲狀腺素水準，以免用藥不足，治療效果差，而用藥過量則可能導致藥物性甲狀腺功能亢進。

甲狀腺癌在外觀上常常不易與橋本病引起的甲狀腺功能低下相區分，因此，不能放鬆對甲狀腺癌的警惕性，必要時需到醫院進行相應的形態學檢查，以排除甲狀腺癌。

16.皮膚與毛髮

■更年期的毛髮變化

禿髮主要是指頭髮脫落，多發生於中年以後的男子或絕經期的女子。一般認為，這是由於更年期後內分泌腺改變，使毛囊萎縮、毛髮逐漸脫落；也有人認為，這是由於即將邁入老年期，毛髮濾泡衰亡引起的。

更年期後脫髮、斷髮增多、沒有光澤、頭髮變細、整體感覺變少了，多從前頭部開始，向頭頂部蔓延，甚至可以看見頭皮。而頭部兩側及後枕的頭髮多不致脫落。這與青年人的早禿不一樣，也有的頭髮先由灰變白，然後再脫落。但更年期後脫髮有相當大的個體差異，大

概和遺傳有關。

白髮也與年齡有關，因為更年期後機體衰老，功能逐漸衰退，黑色素的形成也不例外，黑色素在毛髮根部形成，毛髮根部老化，黑色素生成能力低下或者停止。在毛髮中原有被黑色素顆粒充填的地方，逐漸被一些帶有空氣的氣泡代替，多從兩鬢開始逐漸變白。

如果身體的功能保持良好，黑色素的形成也保持正常，頭髮變白可能出現得比較晚。一般認為細而軟的頭髮易脫落，而硬而粗的頭髮易變白。

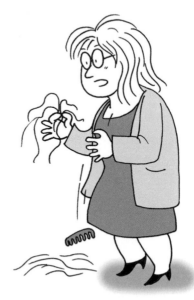

更年期的毛髮變化

■更年期的皮膚變化

更年期後，隨著年齡增加，皮膚逐漸發生萎縮和退化，失去了青春時期的潤澤；由於汗腺、皮脂腺分泌減少，表皮變得比較枯燥，以致有細小落屑（糠疹），並易發生皮膚搔癢症。同時，會出現退行性皮膚改變，如白斑（多見於50歲以上的人，白斑散於胸腹部，也有僅起一兩個的，似米粒大小，邊界分明，略呈圓形，無擴大傾向，不見尋常性白斑所特有的色素邊緣，無自覺症狀，也無需治療）、血管瘤（呈紅寶石樣深紅色，主要發生於軀幹，長至小豆大小為止，呈扁平隆起。隨年齡漸增大，60歲以後最明顯，絕大多數無自覺症狀，不需治療）、壽斑（疣贅）等，壽斑主要見於背部、胸部、腹部，有些在臉部也可見到，略呈圓形或橢圓形，邊界分明，稍見隆起，大如扁

豆乃至蠶豆，呈褐色或污穢色，有的呈很重的黑色調，表面不平而粗糙，並有乾燥的角質或油性角質，角質較易脫落，基底面平坦，易出血。

對於更年期後出現的退行性皮膚改變，一般不需要治療，而對於皮膚搔癢症嚴重，影響日常生活者則需治療。如發現有些疣、痣或色斑發展迅速，顏色變深，表現凹凸不平，就應及時去醫院檢查，以排除發生癌變。

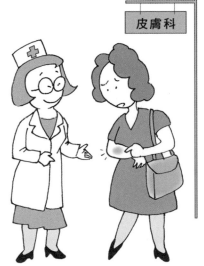

更年期皮膚的變化

■更年期與皮膚搔癢

皮膚搔癢症唯一的症狀就是皮膚發癢，皮膚上也沒有任何皮癬發生，如果有也都是抓癢的結果。一般認為皮膚搔癢是由於組胺刺激皮膚感受器的結果，常發生在內分泌、肝臟、腎臟、腸、胃或寄生蟲病的時候，並且與精神因素有關。

更年期皮膚搔癢症一般與內分泌、汗腺、皮脂腺的分泌減少等有關，主要表現是皮膚發癢，嚴重的搔癢可伴有燒灼、蟲爬樣感覺，尤

其在晚上，情緒激動、氣候變化時，皮膚發癢更為顯著，常因奇癢而影響睡眠和食欲。有的為全身性廣泛發癢，也有局限於某一部位的，如陰部、肛門、頭部等。長期反復發作，非常痛苦，甚至精神也變得煩躁不安。

■如何解除皮膚搔癢的煩惱？

可以口服抗過敏藥及抗組胺藥等西藥。中藥治療以養血祛風為治則，藥用生首烏、當歸、川芎、生地、赤芍、雞血藤、胡麻仁、蟬衣、僵蠶、桑枝等；較頑固者，加烏梢蛇、全蠍、蜈蚣。冬季酌加麻黃；夏季酌加生石膏、知母等。

另外，到了更年期在生活上應作到：注意飲食，少食或不吃辛辣刺激性食物，少飲酒，少用肥皂洗澡，洗澡水不可太熱。保持睡眠充足，保持大便通暢。如因皮膚乾燥所致，可適當塗些油性軟膏或植物性油，以預防皮膚搔癢發生。

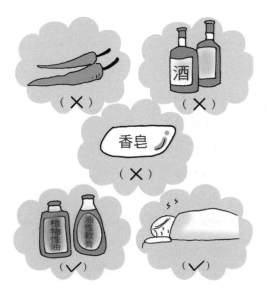

解除皮膚搔癢的煩惱

17.眼睛

■更年期與老花眼

隨年齡增長，眼球的晶狀體核逐漸硬化，使晶狀體的彈性逐漸減低及睫狀肌衰弱，因此眼的調節作用也隨之減退，從而對閱讀或看近目標就感到困難，視力模糊，不能堅持閱讀，有時感到眼球後壓痛及眉弓處鈍痛。這種由於年齡增長所致的生理性調節減弱，稱為老視，俗稱老花眼。

一般人過40歲，眼睛調節力便逐漸減弱，以至不足，這時即使正常眼，也應佩戴凸球鏡（即老視鏡）以補償調節不足。75歲以上時，眼的調節力幾乎完全喪失，看書寫字等近

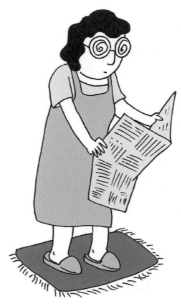

更年期會出現老花眼

距離活動感到困難，必須借助大度數花鏡。配用凸球鏡來矯正老視，所需要的凸球鏡度數和年齡及原有屈光狀態有關，並隨著年齡增加而加大度數。具體的配戴度數應在醫生的指導下，通過準確的驗光、配鏡，老視即可得到矯正。

■更年期與青光眼

青光眼是一種比較嚴重的眼病，它占致盲原因的20％～30％，分為兩型：開角型青光眼和閉角型青光眼。更年期女性多由於眼的局部

原因，如前房淺、房角窄及晶狀體增大，阻斷了房水的出路而使眼壓升高，易患閉角型青光眼。除上述原因外，可能還與血管舒縮功能失調有關，如常在情緒波動、腦力疲勞及用眼過度等情況下。男性發病明顯低於女性。

青光眼一般多在過度疲勞、生氣、著急、情緒激動、晚間時發生。病人眼脹痛，難以忍受，伴有噁心、嘔吐、偏頭痛，病眼看不見東西，坐臥不安，痛苦萬分。這時若作眼科檢查，可見眼紅、眼球結膜堅硬如石，瞳孔散大固定，眼內壓力有明顯的持續性增高。測量眼內壓會超出50毫米汞柱（正常眼壓為10～20毫米汞柱）。由於眼內壓急劇升高，嚴重影響眼內血液流通，使眼球充血，眼內房水流出受阻，壓迫視神經，如果未及時使用藥物降眼壓，可能會導致視神經萎縮，甚至失明。

另一種是慢性青光眼，症狀為：眼不痛不紅，勞累後有時眼稍脹和頭部不適，但視力減退會日漸加重，易被人誤認為白內障。

急性閉角型青光眼是眼科急症，眼壓很高，破壞性大，應積極使用藥物降低眼壓，待藥物控制滿意後再手術治療，可達到痊癒。

■更年期與白內障

晶狀體出現渾濁稱為白內障，有先天性和後天性兩種。年齡相關性白內障如老年性白內障，是後天性白內障最常見的一種，隨著年齡的增長患病率增加。多見於50歲以後，發生原因尚不明瞭，有一些相關因素，如老年退行性病變、過度調節、過度光照、內分泌失調、營養缺乏等影響到晶狀體的營養，使之由透明漸變為渾濁，影響視力。

老年朋友在視物時眼前有固定不變的黑點或雲霧感，有的原有老花，突然不需戴眼鏡也能看清近物，但不久即有視力減退；有的有單

眼複視或多視現象，即在看一個物體時會出現兩個或多個影像，這都是白內障的早期表現。眼睛不痛也不癢，看東西漸漸感到有些模糊不清，戴上老花鏡仍不見好轉，經醫生用裂隙燈檢查，可看到首先出現於晶狀體周圍的白色渾濁，而且隨著這些白色渾濁的加重，視力逐漸降低，最後甚至只有光感，嚴重影響視力以至失明。

目前尚無有效藥物可以治療白內障或延緩白內障的進展，手術治療摘出渾濁的晶體是唯一有效的治療措施，但必須在白內障成熟期進行，將不透明的晶狀體全部取去。手術摘除白內障聯合人工晶體植入，即可獲得正常或接近正常的視力。

18.耳鳴和耳聾

耳鳴是中老年人的常見病症，耳鳴者自覺耳內作響，輕者如飛蚊嗡嗡作響，間斷發作，休息或治療後好轉，重者如蟬鳴，或如潮水的波濤聲，持續不斷，十分擾人。長期耳鳴的病人聽力減退，妨礙交談，可伴有頭暈目眩或頭痛，進一步發展成耳聾，影響日常生活。

中老年耳鳴和耳聾的發生除外傷、藥物、顱內腫瘤等引起外，許多主要是由於機體的衰老，不但內耳螺旋器的毛細胞和神經節可發生變性，或中樞神經系統衰退，導致聽力減退，還可引起血管硬化、骨質增生，導致內耳血循環障礙，以致聽覺器官退變而致耳鳴和耳聾。

堅持運動，增強體質，可減退衰老過程，防止耳鳴和耳聾的發生，還要慎用或不用鏈黴素、卡那黴素等可導致聽覺神經損害的藥物。耳鳴與耳聾可採用藥物治療，如口服或注射維生素B_1、B_{12}，三磷酸腺苷等；使用血管擴張藥；高壓氧治療；亦可配合中藥治療。

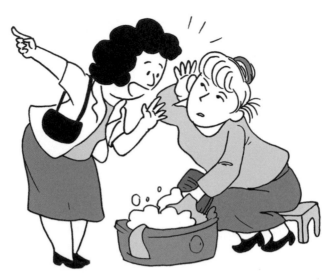

耳鳴、耳聾是中老年人常見病症

19.牙周病

　　牙周病包括牙周炎、咬合創傷、牙周變性和牙周萎縮等。牙周炎以慢性炎症為主，在牙周病中最為常見，且隨著年齡增長，患病的人數和嚴重程度也逐漸增高，是更年期的常見病之一，也是影響老年健康的一種常見疾病。它的臨床表現如下：

　　1.牙齦紅腫出血：由於組織炎性充血，故引起牙齦紅腫，常易摩擦出血。患者在刷牙或咬硬物時容易出血。

　　2.牙周袋形成：牙齦炎發展至牙周組織，使齦溝的深度超過0.2公分，則稱為牙周袋。袋的深度反映組織破壞的程度。

　　3.牙周膿腫或牙周袋溢膿：當牙周袋存在時，其中的滲出液沒有得到引流，即形成牙周膿腫；當牙周袋破損時，即可發生溢膿。

4.牙齒鬆動與牙齦退縮：牙齒鬆動使咀嚼受限，牙齦組織向根尖方向退縮，使牙根暴露。

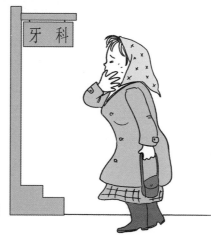

牙科

牙周病易發於更年期

20.消化道疾病

■更年期與慢性胃炎和潰瘍病

慢性胃炎和消化性潰瘍病是更年期的常見病、多發病。慢性胃炎分為淺表性胃炎和萎縮性胃炎，部分萎縮性胃炎有癌變的可能。而胃腸道與酸性胃液接觸的任何部位都可能發生消化性潰瘍，包括食道下段、胃、十二指腸等，以胃和十二指腸潰瘍最為常見。

慢性胃炎和潰瘍病的發病因素有環境因素和生活習慣因素（如吸煙、飲酒、藥物等）、個體遺傳因素、內分泌因素、感染（如幽門螺旋桿菌感染），及身心因素如心理刺激等。隨著纖維胃鏡和其他先進檢測方法的廣泛應用，人們對它的認識及診治水準都有了極大的提高。有萎縮性胃炎或嚴重消化性潰瘍的人，最好每年進行一次纖維胃鏡檢查，以防癌變發生。

■更年期與便秘

　　一般認為大便次數減少或超過兩天以上未解大便，以及糞便乾燥難解均提示存在便秘，特別是一些女性。便秘有些是由大腸疾病引起的，如結腸腫瘤等，但大部分都是功能性的，稱為習慣性便秘，主要多為進食過少、過精細，少纖維素，缺乏食物殘渣，使腸蠕動減慢，增加了水分的吸收，常常容易出現便秘。人到中年，隨著年齡的增加，發生便秘的可能性也在不斷增加，特別是到了更年期。便秘是嚴重危害更年期身體健康的常見病症。

　　患者的抱怨常是大便乾結、排便費力，排出的糞便呈羊糞狀。由於需用力排出堅硬的糞塊，常引起肛門疼痛，肛裂。患者可有腹痛、腹脹，噁心、食欲減退、疲乏無力及頭痛、頭昏等症狀。

　　為了明確便秘的原因，做常規糞便檢查、直腸指診、腸鏡、胃腸X光檢查，都是必要的。

■與便秘說再見

　　對於便秘的處理，要注意以下三個原則：找出便秘的原因後，去除病因或針對病因進行治療；使病人瞭解排便的生理意義；糾正或防止病人經常服用瀉藥或灌腸的習慣。

　　根據中老年人便秘多為功能性便秘的特點，應鼓勵患者多飲水，進食富含纖維素的食物、蔬菜和水果，並要養成定時排便的習慣，以建立良好的排便條件反射。鼓勵病人適當運動，以增強腹肌、膈肌、提肛肌等的肌力。對停滯在直腸內的乾結糞便，宜輕輕地用手指挖出，經上述處理仍未奏效的頑固性便秘患者，可酌情給予如下治療。

西藥治療：

　　1.滑潤性瀉藥：甘油或石蠟油，每次10～30毫升，睡前服用。

2.高滲性瀉藥：硫酸鎂，每次10～20克；山梨醇，每次5～10克，每日2～3次。

3.刺激性瀉藥：酚酞，每次0.1～0.2克；蓖麻油，每次10～30毫升。

4.灌腸法及栓劑：溫鹽水、溫水、肥皂水，每次1000毫升。甘油栓及開塞露等。

中藥治療：

辨證施治。單方：番瀉葉6克，開水泡服；黑芝麻60克，搗碎，用蜂蜜調食，每日1～2次；生首烏20克，煎服；生大黃6克，開水泡服；白木耳5克，水煎，摻入白砂糖適量，為一日量，分2～3次服。

21.惡性腫瘤

■更年期與惡性腫瘤

更年期正是人生的「多事之秋」，僅就癌的發病年齡而言，鼻咽癌好發於40～50歲；胃癌好發於40～60歲；肺癌的發病年齡多在50歲左右；肝癌平均發病年齡為43.7歲，男性肝癌患者是女性的7～10倍；前列腺癌絕大多數發生在50歲以上；其他如食管癌、大腸癌，均以更年期的中老年人發病率為高。

■「多管齊下」治療惡性腫瘤

癌症的治療效果，在很大程度上取決於發現病變的早晚。早期癌症大多都是能夠治癒的，因此，癌症一旦確診，就應立即治療。目前癌症的治療方法有手術治療、放射治療、化學治療、免疫治療、中醫

中藥治療等。應根據不同病情採取相應的治療方法，但目前大多採用綜合治療的措施。

1.手術治療：腫瘤外科手術與普通外科手術有所不同，除了切除癌腫病變相鄰的部分正常組織外，還要清除一些附近可疑的淋巴結，故一般切除範圍較大，有可能會引起病人身體外形的變化和某些重要功能的喪失，患者難免會有顧慮，甚至帶來身心雙重創傷。

2.放射治療：不同組織或細胞對放射線的敏感性有所差異，該方法只適於敏感者。對放射線比較敏感的癌症，有淋巴肉瘤、霍奇金病、睪丸精原細胞瘤、鼻咽淋巴上皮癌等；對放射線不甚敏感的有消化道癌、成骨肉瘤、纖維肉瘤、脂肪肉瘤及惡性黑色素瘤等。常規放射治療常有局部反應和全身不良反應，局部放療反應有皮膚發癢感染、口腔炎症潰瘍、吞嚥困難等；全身放療反應有疲乏無力、噁心、嘔吐、腹瀉、骨髓造血功能抑制等。但不良反應多是暫時性的，停止治療後，反應會逐漸消失。

3.化學藥物治療：最大的問題是「敵我不分」，化學治療藥物在破壞、殺滅癌細胞的同時，也常對身體的正常組織細胞產生一定的傷害影響。化療反應的副作用主要為食欲不振、噁心、嘔吐、腹瀉、口腔潰瘍、白血球和血小板減少，肝、腎功能損害，毛髮脫落，疲乏無力，婦女閉經等等。

4.免疫治療：利用增強病人本身所具有的免疫力來消滅癌細胞，有主動性免疫治療和繼承性免疫治療。主動性免疫治療又分特異性免疫治療和非特異性免疫治療，免疫治療有一定的局限性，病人必須具備免疫反應性；癌症應具有免疫原性；癌細胞應先減少到一定數量（1億個以下）；繼承性免疫治療是把特異致敏的淋巴細胞或其亞細胞成分轉輸給患者，如淋巴細胞、轉移因子、免疫核糖核酸等，由於人類

腫瘤的免疫原性弱，即使在施行特異性免疫治療時，常輔以非特異性免疫刺激劑作為免疫佐劑，以加強特異性免疫的效應。

5.中醫藥治療：其基本治療原理在於「扶正祛邪」，但是這種療法對腫瘤病變缺乏特異性，對癌症的局部控制作用一般較差，需與其他療法配合應用。

■老年腫瘤病人的飲食和起居

腫瘤病人首先應有戰勝疾病的堅強信念，這樣才能充分調動體內所有的積極因素，與癌症進行抗爭。除此以外，合理安排患者的飲食和起居也非常必要。

腫瘤病人食物的選擇應以富含營養和維生素為基本原則，特別是維生素A和C，有防止正常細胞發生惡變和使異常細胞轉變為正常細胞的作用。飲食宜清淡可口，易於消化，少量多餐，多喝開水等。

多吃易消化的食物，如粥、軟米飯、蒸蛋羹、豆製品等；有滋潤清涼作用的枸杞、百合、綠豆；能生血的花生、紅棗、赤豆。維生素A能逆轉上皮組織癌前病變，動物肝臟、雞蛋、胡蘿蔔及其他有色蔬菜和各種新鮮水果（杏、李、葡萄、香蕉等）含有較多的維生素A。維生素C能阻斷亞硝胺在體內的合成，各種新鮮水果、橘汁、無污染的綠葉蔬菜中均含有豐富的維生素C，其中以鮮棗的含量最高。維生素E能加強機體對致癌物的解毒作用，雞蛋、萵苣、生菜、豆芽和穀物胚芽中含有多量的維生素E；大豆中含有不飽和脂肪酸和必需氨基酸，大豆中還含有一種抑癌物質可預防胃癌發生。

赤豆、綠豆、菱肉、南瓜、蘿蔔、胡蘿蔔、大蒜、芹菜、包心菜、食用菌類（蘑菇、木耳等）、海帶、紫菜、牡蠣、蜂蜜、花粉、牛奶、酸乳等，都是有益抗癌的食物，可以常吃、多吃。

　　腫瘤病人的生活應合理安排，要有規律、有節制，勞逸結合。適當參加一些文康活動，調劑精神生活，保持樂觀向上的精神面貌。在體力允許的前提下，多參加適當的運動，如散步、打太極拳、做健身操等，當體力慢慢恢復後，逐漸增加運動強度。居住環境應保持空氣清新，清潔舒適，以利於休息和療養。

■腫瘤病人要定期復查

　　腫瘤病人，尤其是惡性腫瘤治癒後，還存在復發的可能，應至門診定期復查。

　　因為惡性腫瘤80%左右的復發和轉移發生在治療後的兩年內，91%的復發和轉移發生在5年內，因此，在治癒後的頭2年內檢查頻率應高些。一般在治癒後1年之內，每2個月復查一次；1年以後至2年以內，每3個月復查一次；2年以後至5年之內，每半年復查一次；第5年以後，每年復查一次。

　　若復查時發現腫瘤復發、轉移，就應立即給予必要的診治，以重獲治癒的機會。

第四章

如何確定更年期綜合症

更年期綜合症的症狀多是非特異性的，亦可歸之於其他病因，如憂鬱症、嚴重的慢性貧血或胃腸道惡性腫瘤等，因此診斷時應認真地加以鑒別。但婦女更年期綜合症的診斷較男性相對容易，具體介紹如下。

1.生活中的線索

1.在更年期發病（更年期一般指絕經前1年至絕經後3年），或有創傷、手術切除、盆腔放射治療而損傷卵巢的病史。

2.月經改變和生殖道的改變，月經週期紊亂，經量減少或增多，最後絕經，生殖道粘膜開始萎縮、分泌減少。

3.常有自主神經功能紊亂，如潮紅、潮熱、心悸不適、汗多、血壓增高；記憶力減退、失眠、焦慮、憂鬱、神經過敏、哭笑無常等，嚴重時呈精神病狀態。

4.心悸、胸部壓迫感、肢端蟻走感、麻木、疼痛及面色蒼白等。

5.代謝障礙，表現如食欲異常、多飲、多尿、全身發脹及皮膚搔癢等。

6.骨和關節，表現如骨關節痛、腰背痛、易骨折、有骨質疏鬆現象。

7.可以多種症狀同時出現，症狀受天氣和家庭狀況影響強烈，每天症狀強度可不同。

2.到醫院檢查是必需的

大多檢查不出明確的病理變化。有些人血壓可升高，體型開始肥胖或消瘦，皮膚角化過度，有些可有心動過速或過緩，婦科檢查發現陰道粘膜變薄，子宮、輸卵管、卵巢及乳腺等逐漸萎縮。全面的體檢往往有助於排除其他疾病。

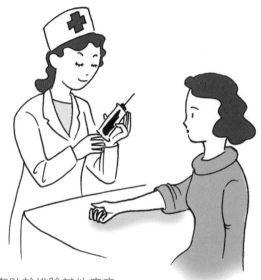

全面的體檢有助於排除其他疾病

3.實驗性治療有助於確定

補充少量的雌激素，如果能使類似更年期的症狀得到改善或消失，就可以把這些症狀診斷為更年期綜合症的症狀。一般應觀察1個月才可予以確定。

第五章

更年期綜合症的治療

1.一般治療

　　要對更年期的生理變化有所瞭解和正確對待，應瞭解更年期是人類自然生理發展過程中，生殖週期有規律的正常發展階段，既是生理性的，同時也是心理性的，如此便可消除一大半的緊張心理。

　　在經過醫生耐心細緻的解釋及心理諮詢與心理治療後，患者不正常的心理狀態會得到改善，從而增強戰勝疾病的信心。病人自己應注意補充營養及加強運動，以增強體質，進行自我調節，從而逐漸適應這一變化過程。

　　在平時有意識地多參加文康活動，注意改善精神和機體狀態，同時注意心理衛生，就可以有效控制，減弱不利影響，增進身心健康。對症狀嚴重的人來說，既要有堅定的信心，又要採取可行的防護措施，對待因出現的症狀而帶來的苦惱，要有樂觀情緒，善於自我寬解，通過訓練，使意志不斷堅強起來。

2.家屬的配合

　　患者的丈夫、兒女及共同生活的一些親屬，也要對更年期的生理變化有所瞭解和正確對待。如果患者出現某些症狀，或者當她們由於情緒波動，性格變化，感到苦惱、煩躁、發怒時，切忌以「更年期」此類語言加以刺激，需要家庭成員的同情和照顧，甚至暫時的忍讓。這樣不但對她們的症狀減輕能有良好作用，且有利於家庭的團結、愉快和幸福。

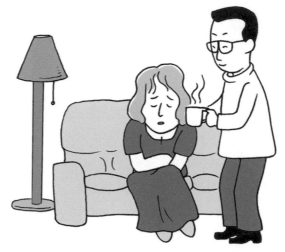

家屬的配合有利於順利渡過更年期

3.飲食

■飲食應有規律

　　早餐宜好，中餐宜飽，晚餐宜少。應做到飲食有節，一日三餐，定時定量。

　　一日之際在於晨。經一夜的休息，需要的營養也多，如早餐能提供足夠的營養素，上午精力較充沛，工作效率高；反之，將造成負效應，影響工作效率，甚至不能維持到午餐即饑腸轆轆，疲倦乏力。

　　中午應吃飽，並為下午的工作提供能量，故午餐量要足，但又不要暴飲暴食。

　　晚餐宜少，不宜過飽。晚餐如吃得較晚，臨近睡眠易引起腹脹、消化不良，影響睡眠，且夜間的能量代謝率較低，能量過剩易導致肥胖、超重，有礙身體健康。

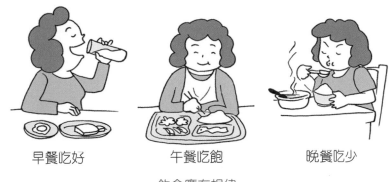

早餐吃好　　　　午餐吃飽　　　　晚餐吃少

飲食應有規律

■飲食應多樣化

　　飲食品種適當，勿過多過雜，保質保量，吃飯經常變換花樣，有利於保證營養物質的吸收和營養物質之間的互補。因此，應調節飲食，使之多樣化，保證營養充足，但一次進食品種不要太多，以致品種龐雜，食欲大開，暴飲暴食。

　　在條件允許的情況下，飲食品質應好一些，增加蛋白質的攝入，以增強體質。蛋白質食物包括牛奶、瘦肉、魚蝦、豆製品。還要多吃新鮮水果和綠葉菜，如蘋果、梨、香蕉、橘子、山楂、鮮棗及油菜、番茄、胡蘿蔔等。

4.激素療法

■雌激素替代療法

　　激素替代療法，英文縮寫為「HRT」。應用雌激素替代療法雖然已有幾十年的歷史，但醫學界仍有不同的爭論：一種擔心雌激素替

代療法會導致併發症。認為更年期是一種自然生理過程，多數婦女可以自然渡過，僅僅是症狀明顯者才需要雌激素替代治療。另一種則認為所有更年期婦女都可以補充雌激素，解除臨床症狀。早期、長期治療，還可預防骨質疏鬆發展，減少骨折的機會，改善脂質代謝，延緩動脈粥樣硬化形成，從而減少冠心病發作危險。

最近有資料報導，雌激素替代療法有利於早老性癡呆（阿茲海默症）的防治。具體效果大體可分為以下兩點：

1.可改善潮紅、出汗、失眠、煩躁、陰道萎縮等更年期症狀。

2.可預防骨質疏鬆、改善血脂、延緩動脈硬化等疾病。

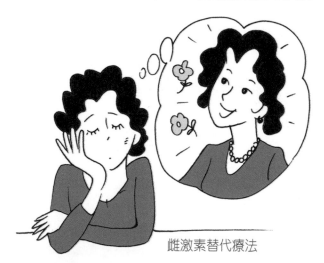

雌激素替代療法

■什麼人適合用雌激素？

對於嚴重的更年期綜合症，經一般治療收效不大者，合理應用雌激素治療後往往療效卓著。對於反復發作經久不癒的陰道炎、尿道炎、膀胱炎、張力性尿失禁等，可輔助應用雌激素治療。對於絕經後迅速衰老，脂質代謝障礙（如黃色瘤和明顯高脂血症）和骨質疏鬆症

明顯者，補充雌激素可改善病情。

　　預防骨質疏鬆宜早期開始補充，越早越好，若絕經3～4年後才開始用藥，則效果差些。長期採用雌激素替代療法，不僅可減少骨量流失和骨質疏鬆，增加骨質堅韌性，防止腰彎背駝和骨折，也可延緩動脈粥樣硬化的發展，降低冠心病的危險，從而全面提高老年婦女的生活品質。

　　年輕或尚未至絕經期的婦女，因疾病或其他原因切除卵巢和子宮，若無禁忌症，術後都應長期堅持補充雌激素作為替代療法。此外夫妻雙方有性生活需要者，也可採用雌激素治療。

■雌激素替代療法的給藥途徑

　　1.口服：適用於大多數婦女，優點為服用方便、價格便宜、劑量易於調整；缺點為吸收入血後首先經過肝臟，被代謝分解而使一部分藥物失去活性，因而治療所需劑量較大，可能副作用較大。

　　2.經皮吸收貼片：適用於有肝損害的婦女，對某些遠期症狀，如骨質疏鬆的預防不如口服製劑。

　　3.皮下埋植劑：適用於卵巢或子宮切除的患者，優點為長效。

　　4.其他：陰道環、栓或膏劑等。

　　雌激素的應用必須在醫生的指導下進行，選擇適當的劑型和劑量，避免因使用不當造成副作用。

■口服和陰道用雌激素的比較

　　陰道吸收雌激素較快，2小時後即可達黃體期水準，而口服雌激素則須經過腸肝代謝滅活一部分後方可進入血循環，不如從陰道吸收可直入血液。陰道用藥與口服同樣對促性腺激素有抑制作用。陰道用藥

劑量愈小，吸收愈少，給予0.3毫克結合雌激素一周，其吸收量極微，幾乎不影響到全身，而陰道症狀則有明顯改善，陰道塗片中萎縮型的脫落細胞變為表層細胞，可增高達70%。

陰道用藥的另一特點是萎縮的陰道粘膜吸收力強，而接近絕經前期的陰道粘膜則吸收雌激素的量很少，此現象提示陰道粘膜具有自身制約機制，當血內雌激素水準高時，避免吸收太大量的雌激素，對子宮內膜可能是有利的。

總之，陰道用藥較口服有效，避免了腸道的滅活作用，但用藥以採用吸收慢的冷霜之類較為合適。

■雌激素替代治療要持續多久？

應視不同情況而定。單純為治療更年期綜合症用藥，一般約需持續2～3年時間，此後，多數人已無不適，就不需再用。

口服藥雖然都要從胃腸道吸收，經肝臟代謝成雌酮再進入血流，但對肝臟並未見不利影響，相反，能促進肝臟對高密度脂蛋白膽固醇的合成，因而對心臟起到保護作用，故有人主張從預防冠心病發生的觀點出發，應當持續用雌激素製劑至65歲左右或更長時間。

經皮或經陰道用的劑型是直接吸收，儲存於皮下脂肪，不經過肝臟，故起不到保護心臟的作用，但對骨代謝還是有肯定作用，可以繼續用到65歲以後。70歲以上婦女的骨質流失率已經很低，除了沒有採取預防措施致骨吸收過多的人以外，就不需再用藥。

也有人主張繼續用雌激素到80歲，這就要根據檢查結果來考慮。為防止骨質疏鬆症加重或因進行治療而服用雌激素時，如同時服用鈣，每日服元素鈣1500毫克，則雌激素用量可減少，對子宮內膜的刺激也減少，可避免用藥中出血等副作用，易被人接受，故可較長期用藥。

■雌激素替代治療時應注意什麼？

採用該療法前應做系統的身體檢查及必要的化驗，測量血壓，檢查心、肝、腦、腎的功能，注意乳房腫塊及婦科盆腔疾病，如無禁忌症後再應用。治療開始後，每3～6個月定期回診一次，注意血壓變化，檢查乳腺、盆腔，應用經陰道B超檢查盆腔臟器情況。若近絕經期子宮內膜厚度＞1.2公分，絕經後子宮內膜厚度＞0.8公分，應做進一步檢查，診斷性刮宮做內膜活檢。

長期應用雌激素替代療法有無致癌作用是大家普遍關心的問題，故在服藥前應篩查和排除乳腺、子宮內膜、宮頸等部位的癌變，避免引起混淆。目前流行病學調查和臨床實踐，都未能證明應用雌激素會增加乳腺癌、子宮內膜癌的發生率，因此，世界衛生組織認為只要家屬近親中沒有乳腺癌者，均不應列為雌激素替代治療的禁忌條件。

■哪些情況禁忌使用激素替代治療？

1.患有雌激素依賴性腫瘤，如子宮內膜癌、乳腺癌。

2.原因不明的子宮出血者。

3.有嚴重的肝、腎疾病，肝、腎功能不全者。

4.患有子宮內膜異位症，還沒有絕經者。

5.其他原因不宜使用雌激素者，如近期心肌梗死、心力衰竭、肝腎病變造成水腫和自發性血栓病者。

6.有子宮肌瘤、癲癇、慢性肝病、膽囊疾病者雖非絕對禁忌，但應慎用。

■服用雌激素會有什麼副作用？

雌激素可緩解更年期綜合症的症狀，其療效已被證實是非常獨特

而快速的，但服用雌激素的婦女有5%～10%出現副作用，如腹脹、浮腫、下腹抽痛、乳房發脹等，多在開始服用時出現，用久後則自行消失，不會產生大的危害，不必停用雌激素，用利尿劑或限鹽飲食即可使浮腫消退。為減輕上述副作用的出現，可將雌激素減量或改用其他劑型。

應用雌激素後，可出現絕經後的陰道出血，這種出血是雌激素作用於萎縮的子宮內膜，使之變為增生性內膜的結果。由於陰道出血會使人產生顧慮，故此療法有時不易被婦女所接受。

雌激素可能對凝血機制產生影響，可加強凝血因數和纖維蛋白原的作用，但未見有血小板凝集現象。使用天然雌激素、雌三醇製劑及用膏藥型或油膏型雌激素者，均未發現影響凝血因數。此外，已證實雌激素治療不會影響血壓。

令人擔心的是長期使用的安全性問題，也許有潛在的致癌性，如子宮內膜癌、乳腺癌等，然而，雌激素與孕激素的聯合應用或許能解除人們的這一疑慮。

■雌激素與孕激素聯合應用

加用孕激素能保護子宮內膜，有效防止內膜增生過度。孕激素還可能對骨吸收產生對抗作用，與雌激素協同，可有增加骨品質的效應。當雌激素不適宜應用時，單獨大量使用黃體酮或合成孕激素也可略微減慢骨流失的速度。

對不同的人及不同的雌激素劑型，需要用多大劑量最為合適仍無定論，有待進一步研究。現在只能認為，要用孕激素減輕雌激素對子宮內膜的影響，必須慎用，以減少孕激素對心臟及其他組織的不良作用。期望有朝一日，能夠生產出一種聯合微型丸，含有適當的兩種激

素的最低量，既能產生最大的效力，又能避免不良的副作用。許多科學家正在努力從事此項研究。

現有的雌激素與孕激素聯合應用方式有：

1.全週期合併療法：適用於絕經後的婦女，但絕經後婦女應用該法仍然有相當高的陰道出血率。

2.序貫療法：適用於圍絕經期婦女。

■孕激素的不良作用

孕激素可能會造成血脂增高，這種對脂代謝的影響對保護心臟不利。大量的孕激素還可能引起輕度的精神憂鬱、乳房發脹等症狀。

■激素替代治療與陰道出血

激素替代治療後可有陰道出血，出血有兩種情況：

1.撤退性出血：由序貫和週期性治療引起。雌激素與孕激素聯合應用，使服藥婦女不定期的出血變成有規律的撤藥性出血，隨著治療時間延長，出血可減少。

2.突破性出血和點滴出血：可發生於治療的任何時候，尤其是使用聯合激素替代治療的婦女。

■雌激素治療是否會引起子宮癌？

自從1947年開始，有人提出雌激素能增加癌症發生率後，人們一直關心這個問題，許多人進行了多方面的研究和調查。雌激素的靶器宮主要集中在子宮內膜和乳腺，因此大量有關子宮內膜癌和乳腺癌的報告已經陸續發表。

結論是不用雌激素的50～74歲婦女的子宮內膜癌發生率約為每年

0.1%，長期、大量單獨使用雌激素其子宮內膜癌發生的相對危險度增加10倍。但用雌激素後的子宮內膜腺癌，都是惡性度較低，早期遠處轉移較少，手術治癒機會很大，比同年齡未用雌激素婦女發生同樣癌的存活時間長。發病率的多少與用雌激素的每次劑量和使用時間長短有直接關係，大量使用雌激素大於3年半的比少於3年半的發病率高。

自從人們在雌激素治療同時加用孕激素後，證明都能將增生期的子宮內膜變為分泌期內膜。雌激素與孕激素的聯合應用，使子宮內膜癌的發生率降到和不用雌激素病人的發生率一樣。由此可見孕激素對子宮內膜顯然有保護作用，但使用的時間應足夠長（10天左右）。這兩種激素聯合應用，可避免由於單獨應用雌激素替代治療可能引起子宮癌發病率增高的危險。

■雌激素治療是否會引起乳腺癌？

使用雌激素是否也會增加乳腺癌的發生率？聯合使用雌激素與孕激素能否收到保護乳腺的作用？

卵巢完好者用大量雌激素（總量超過1500毫克），與未用雌激素者相比較，能提高乳腺癌發生率2.5倍；而在已切除卵巢者則無此作用。使用雌激素15年以上的婦女在65～79歲時，患乳腺癌的危險性增加2%。聯合應用雌激素與孕激素似不能起到保護乳腺的作用，少數人甚至認為，反而可能使乳腺癌的危險性增加。關於這個問題，尚未取得一致的意見，有待醫學界更深入的調查與研究。

■激素替代療法引發的全球爭論

2002年美國的研究者在一項為期5年左右的跟蹤調查中發現，與沒有使用激素替代療法的女性相比，使用者患中風和心臟病的機率分

別增加了41%和29%，乳腺癌的機率增加了26%，因此認定這一療法存在潛在的致病危險。有些專家則認為，該結果否定的其實只是這種藥，而不是激素替代療法。更年期的激素治療是必需的，但需要醫生針對每個女性「量身訂製」。

已經有研究明確表明，使用激素替代療法在5年之內乳腺癌的發生率並不會增加，持續使用15年以上，危險性才會表現出來。目前，激素替代療法所引起的副作用與醫生錯誤、隨意地使用替代療法有很大關係，並非藥物本身的錯誤。只要在正規醫院的更年期、內分泌門診接受正規治療和定期回診，完全可以趨利避害。

對於一般女性來說，該療法的關鍵是「低劑量和個性化治療」。由於人種及文化差異，東方女性在身高、體重、飲食結構、生活習俗和生理要求等方面與西方女性有顯著不同，因此，雌激素用量比西方女性要低。

■什麼是理想的激素替代治療？

理想的激素替代治療是使用方便，能有效改善更年期症狀，可預防骨質疏鬆，改善泌尿、生殖系統的症狀，改善情緒和提高性欲，預防心血管病的發生，不刺激乳房，不刺激子宮內膜，及副作用小。

5.外陰病變的對策

對外陰各種感染性病變的治療均以消炎為主，有的輔以切開引流或鐳射治療。外陰部白色病變，應請醫生作切片檢查確診後進行治療。由於陰部囊腫一般都為良性，小的可不必處理，較大的可手術摘

除。陰部腫瘤無論良性或惡性，一旦發現都應爭取及早手術。外陰搔癢症可局部塗以含極微量雌三醇的霜（或脂）治療，但切忌用過熱的水燙洗。

6.子宮脫垂的治療和保健

■治療

1.抗炎治療：脫垂部分如有炎症、潰瘍、出血，應用溫水或1：5000高錳酸鉀溶液（呈淡紫紅色）進行坐浴，坐浴後局部塗抹消腫、消炎藥物，或陰道內用藥。

2.保守治療：使用子宮托幫助復位；針灸療法和中草藥治療，如局部熏洗；物理療法等。

3.手術治療：適應症為保守治療無效者，或嚴重的子宮脫垂，應根據患者年齡、生育要求及全身健康情況選擇適當的手術方式。

■保健

避免重體力勞動，避免抬扛重物及下蹲、跳躍等動作。有經常性咳嗽、哮喘、便秘者應積極治療，以免在腹內壓增高時使子宮向下脫垂，影響子宮脫垂的療效。手術治療者在術後應多臥床休息，逐漸恢復一般勞動，短期內避免重體力勞動。

7.骨質疏鬆

　　如發現骨質疏鬆，治療應包括藥物、運動、飲食，在醫生指導下可用激素替代療法。藥物包括己烯雌酚、丙酸睾丸酮、維生素D_3、鈣片等。鈣劑與維生素D聯合應用效果更好，己烯雌酚與丙酸睾丸酮聯合應用可增強療效，並能減少副作用。

　　建議更年期的朋友要保持一定的運動，如慢跑、游泳、騎自行車、散步等。同時要改善飲食結構，多食富含維生素的新鮮蔬菜和瘦肉類、雞蛋和家畜等，不宜久食辛辣鹹酸之品，如醬菜、鹹菜等。

第六章

男性也有更年期

1.初識男性更年期

■更年期並非女性的「專利」

男性有更年期嗎？答案是肯定的。男性更年期也被稱作「絕雄期」，國際上更為貼切的說法是「中老年男子雄性激素部分缺乏」，是指隨著年齡增長，男性體內的雄性激素水準降低，從而引起類似婦女更年期綜合症的一系列症狀，如易怒、焦慮、情緒憂鬱、失眠、體力和腦力下降、肌肉減少、脂肪增多、骨質疏鬆、性欲減退，其他如勃起功能障礙等。

女性有更年期，已為人們所熟知。根據人體生理上的衰退變化規律可知，男性也同樣要經歷衰老的過程，因此，女性有更年期，男性也不例外。在國外，男性更年期概念已獲得人們的普遍接受和重視。美國、加拿大、泰國、新加坡等國家已開設男性更年期門診。

男性進入更年期，其主要的生理變化是睾丸產生精子和分泌男性激素的功能低下，不過，這一變化是逐漸發生的，且最後並不是完全喪失功能。40歲以後睾丸內生成的精子數量明顯低於40歲以前。到了老年，依然也有生精現象，但是老年人睾丸產生精子的能力已是很弱了。而且，男子在40歲以後睾丸分泌男性激素睾酮的水準也在逐漸減低，這與睾丸內分泌睾酮的細胞數目減少有關。

顯然，男子的生殖器官——睾丸的功能只是衰退而不是完全喪失。正因為如此，由中年步入老年的男性，不像女性有絕經這樣明確的標誌，但這個時期的男性，仍然會出現許多身體和心理上的危機，因此，醫學界認為男性也有更年期，只是更年期劃分的標準不如女性那樣明顯而已。

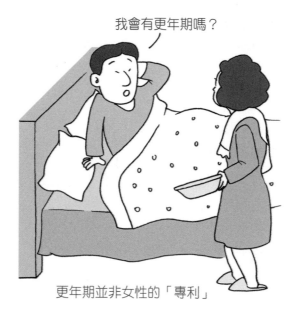

我會有更年期嗎？

更年期並非女性的「專利」

2.男性何時進入更年期？

男性從何時開始進入更年期？將持續多久？通常的觀點是男性更年期出現得比較晚，症狀多不明顯，常被人們忽視。一般男性更年期的先兆是心理功能衰退，體力漸減，常感到力不從心，需要更多的休息，甚至懷疑自己的工作能力；開始察覺到性功能下降：性欲、陰莖勃起、性交、射精、性欲高潮等一系列功能開始出現減退現象。睾丸體積開始縮小，血漿睾丸酮水準低於正常等等。

由於神經系統和內分泌系統功能平衡的失調，自主神經功能紊亂，相應地，精神、心理亦有所改變，可表現為多疑、猜忌、精神無法集中、易怒、心悸、口乾、多汗、浮腫等等。只要男性年齡已過50歲，而又出現了以上種種生理方面的反應，就應該考慮進入了更年

期。結合東方男性的生理結構和特點，一般認為東方男性的更年期在50歲到65歲之間。

然而，隨著男性生活壓力加大，越來越多的男性早早便進入更年期。報導指出，上海市最早進入男性更年期的患者年齡僅有39歲，比醫學常規提早了10年。另一份統計資料也顯示，上海市40歲左右的男性更年期患者，較20年前整整增加了兩倍。

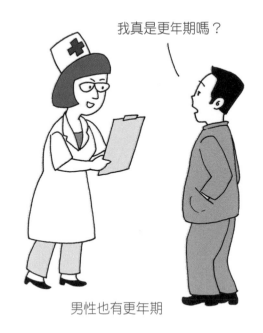

我真是更年期嗎？

男性也有更年期

3.男性更年期的生理變化

■雄激素的「強大力量」

1.控制性腺、性慾和認知功能。

2.促進毛髮生長和控制皮脂腺分佈。

3.增加肌肉強度和肌肉量。

4.刺激腎臟生成促紅血球生長素。

5.促進陰莖發生、精子生成、前列腺的生長和功能。

6.刺激骨髓幹細胞、促進造血。

7.加速骨骼生長和促進骨骺閉合。

■男性更年期體內性激素的變化

一般來說，隨著年齡增長，體內激素的水準都會有所下降，男性體內睾酮水準隨年齡增長而下降是男性更年期病發的主要原因。

由於個體差異，每個人體內激素水準下降的程度大不一樣。有人下降得很厲害，有人下降的程度很微小，幾乎無法測出。男性在30～90歲期間，睾酮每年平均下降1%～2%，總下降幅度可高達1/3～1/2。此外，慢性疾病、不健康的生活方式，如吸煙、酗酒及惡劣的生活環境，也會導致睾酮水準下降。

如果睾丸素水準下降過多、過快，就會出現不同的症狀。因此，對付男性更年期出現的症狀，也應像對待女性更年期綜合症一樣，採取激素替代療法，補充性激素，緩解更年期症狀，並使男性可以長久保持健康活力。

■男性更年期的生理變化

男性更年期與女性更年期有許多不同。女性以絕經期前後症狀最典型，年齡集中在45～50歲；而男性更年期出現的時間很不一致，人與人之間的差異很大，生理反應也不如女性突出，絕大多數男性是在不知不覺中度過了更年期，偶爾在出現一些症狀時才引起注意。

有個別男性被更年期的種種不適症狀所困擾，如精神萎靡、記憶力減退、興趣下降、激動、易怒、孤僻、憂鬱、注意力分散、頭暈、目眩、頭痛、心悸、失眠、性能力減退等。每個男性都應瞭解這些更年期的特徵，一旦發生在自己身上，才不至於驚慌失措。這對更年期的自我保健是十分有用的。

男性更年期的到來主要源於睾丸功能的衰退，男性附屬生殖器官將隨著睾丸功能的衰退，出現一系列退行性改變，內分泌及其他系統

的功能結構也將不可避免地發生一系列退行性變化。

■男性更年期睪丸的變化

自40歲之後睪丸重量就開始逐漸減輕，50歲以後其體積也緩慢縮小，至60歲以後就較明顯縮小。但睪丸組織生理性退化的年齡與速度常常是因人而異的，早的在40歲，晚的50歲以後才出現，隨年齡增長而加重。睪丸產生精子的上皮細胞變薄，射精量、精子總數也隨年齡增加而漸減少，無活力的異常精子百分比增多，精漿的品質也有所下降。細胞周圍間質逐漸發生纖維化，自50歲後睪丸間質細胞出現多樣的形態改變，對促性腺激素反應減弱，合成和分泌睪酮（雄激素）的功能逐漸衰退。70歲以後睪丸功能明顯衰退，但仍然不斷有精子產生，不像女性那樣有明確的絕經。

■男性附屬性器官的變化

精囊腺可以分泌精囊液，十幾歲時分泌量為1.8毫升，青壯年期可高達5毫升，但更年期後降至2.3毫升。這主要源於精囊腺中有分泌功能的組織減少及萎縮，逐漸被結締組織所取代。

40～50歲前列腺上皮細胞開始由柱狀漸變為立方形，50～60歲，某些腺小葉開始出現萎縮，分泌前列腺液減少直至停止分泌。60歲後前列腺上皮細胞出現明顯的萎縮性變化，由於結締組織增生，前列腺可由栗子大小增生到雞蛋大、鵝蛋大，可使尿道部分或全部被阻塞，造成排尿困難。有人認為，前列腺的變化或許是男性更年期的標誌。

■前列腺肥大

前列腺肥大是指因男性激素分泌減少，前列腺分泌減少，腺體

發生萎縮和退行性改變，前列腺內的結締組織增生，前列腺肥大，壓迫尿道而引起一系列症狀的疾病。前列腺是男性的附性腺，形狀和大小像栗子，位於膀胱底部。男性尿道是一根又細、又長、又彎曲的管子，恰恰從前列腺的中間穿過，約有2.5公分長的一段受到前列腺的包圍，所以前列腺腫大時，很容易壓扁尿道，小便就不通暢了。

發病初期排尿次數逐漸增多、尤其是夜間，時時為小便而起床，每次排尿時需待上1～2分鐘才能排出，以後尿越來越細，阻力越來越大，尿流緩慢無力，排尿近終末時，可能呈點滴狀，故常常淋濕褲襠。晚期，每次排尿都需用力很長時間，才能將尿排出，更嚴重時甚至用足全身力氣，尿液還只能像毛毛雨似的落下幾滴，非常痛苦，膀胱內經常存有殘尿。

由於膀胱內經常存有殘餘的尿，如任其發展，殘尿量就會增多，易併發感染形成結石，發生充盈性尿失禁，甚至患上腎盂積水，破壞腎臟功能，有時可出現血尿。直腸指檢可觸到前列腺腫大、中央溝平坦或消失，表面光滑。

4.男性更年期的心理變化

男性更年期的心理變化基本上同於女性，比如，憂慮感明顯，對各種細微的身體變化及精神刺激較敏感，容易緊張焦慮、心悸不安等，表現為：

1.常有失落感，憂鬱、孤獨、沮喪，喪失自信心。

2.生活沒有目標和方向，有時會感到無所事事，如同行屍走肉。

3.情緒不穩定，容易生氣，好發脾氣。

4.遇事猶豫不決。

5.無緣無故的煩惱和害怕。

6.注意力不能集中。

7.常有力不從心、人老無用之感。

8.雖然明白人之將老，青春不再來，但又不甘心，不能接受這一現實，潛意識中，總想要與現實抗爭。

5.男性更年期的性功能變化

■更年期男性性欲明顯減退

部分更年期的男性性欲可明顯減退，性交時需要比往常更長的時間才能勃起，甚至經常需要直接的性刺激才能勃起，不像年輕時單靠性視覺和幻想就很容易勃起，勃起後也不像從前那樣堅、挺、硬，射精的欲望也不如年輕時強烈，有時射精時的高潮不明顯，高潮時間縮短，射精量減少，精液中的精子數減少。

男人往往對自己性能力的下降感到焦慮和害怕，性生活的不滿足還導致經常出現性幻想。性生活和感情生活常出現危機。

■什麼是功能性陽痿？

男性進入更年期因性激素下降，導致陰莖不能勃起，或硬度不足，無法插入陰道進行性交者稱之為陽痿。本病絕大多數為功能性疾病，約占80%左右，通過適當的精神和藥物治療，一般都能恢復。

功能性陽痿也稱精神性陽痿，是由於大腦皮質、皮質下高級中樞及脊髓低級中樞因性激素分泌減退，其反應性降低，睪丸功能性減

退，睪丸酮分泌減少，因而不能維持性功能的正常活動，陰莖充血不足，或陰莖勃起維持不久，此屬於更年期功能性陽痿。也可因夫妻關係不融洽，家庭糾葛；長期縱欲或禁欲；凡情緒緊張、憂慮、感情劇烈波動，必然降低性生活能力。也有因服用抗精神病藥、鎮靜藥、雌激素、抗膽鹼能及抗腎上腺素類藥物，抑制神經中樞對性刺激的反應能力。也可因長期勞損、積勞成疾的慢性病如糖尿病、動脈硬化、高血壓、心臟病等引起陽痿，尤以內分泌紊亂、促性腺激素分泌過少、性腺功能低下最為多見。

6.男性更年期的其他身體變化

1.總覺得有一種說不出的不適，容易疲勞。

2.生病或受傷後，康復所需時間較長。

3.體重增加，體態開始臃腫，肌肉逐漸萎縮、軟弱、力量減弱。

4.視力明顯下降和聚焦不準，出現老花眼。

5.對音調的辨別能力，尤其是對高頻音的辨別能力減弱，出現重聽等。

6.腦力下降，記憶力減退，經常丟三落四。

7.頭髮開始發白、脫落、變稀少。

8.皮膚開始起皺，臉上皺紋增多。

7.「心理更年期」的到來

■什麼是心理更年期？

　　隨著「生理更年期」的到來，許多男性會伴隨著「心理更年期」的到來。

　　由於傳統的社會價值觀，男人常被教導要自立、自強，因此即使在過度的壓力下，也不願求助於人。加上一些男人的自尊、自信，以及他們在事業上成功後的一種優越感，使他們顯得格外固執。有些男性，從熟悉的工作崗位上退下來以後，常會產生被拋棄感，覺得自己無用了，成了廢品，對自我價值產生懷疑。由於心理上的不適應會出現各種異常反應，如情緒易波動，思想沉悶，敏感多疑等，總感到處處不順心，在家裡往往發無名火，在這些不良情緒的作用下，極易生病，而一旦生病，便有一種末日感。

　　隨著社會發展經濟起飛，很多人不到60歲就退休了，大部分人一開始也許會輕鬆愉快，覺得有了自由支配的時間，可以進行一些喜愛的業餘消遣，如釣魚、種花、打牌、閱讀以及和家人一起消磨時光等等，但不久，這些娛樂和消遣變得乏味了，無意義了，「為玩而玩」使大多數人很不自在，很不滿足，心理的不平

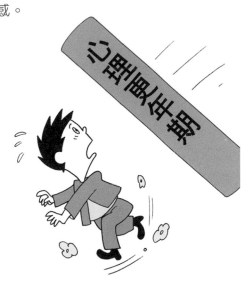

「心理更年期」的到來

衡令他們感到煩惱，甚至痛苦不堪。有些學者把這種心理上的不適應時期稱為「心理更年期」。

■如何順利渡過「心理更年期」？

瞭解了「心理更年期」，便可積極地自我控制，自我調適，跳出個人得失的小圈圈，就什麼事都可以想得通，也就不會有什麼失落和煩惱了。

同時，要正確地評價自己，正確認識自己的人生價值，回顧已走過的路，幫助自己在未來的人生旅途中更好地走下去。發揮特長，積極地參與新生活，一定會發現自己新的價值。比如，通過當志工、顧問可發揮自己的餘熱；通過返聘、兼職在職場再作貢獻；可以和年輕人交朋友，自己豐富的經驗和知識對年輕人來說是寶貴的財富，幫助他們認清前進道路中的困難，找出解決的方法，這種珍貴的忘年交，對自己、對他人都是大有裨益的。總之，從事一些既能發揮自己優勢，又力所能及的事，能使自己的生活更加充實、更有意義。

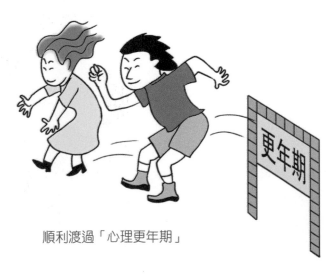

順利渡過「心理更年期」

8.男性更年期綜合症

■男性更年期綜合症的主要表現

　　男性更年期是在1939年由Wermer提出的。他認為，50歲以上男性出現記憶減退、注意力不集中、易疲勞、神經質以及應激反應差，是與睾丸分泌睾酮的快速下降有關。之後的研究表明，睾酮下降的變化是逐漸發生的，而且有很大的個體差異，更年期症狀可能是心理、社會因素共同造成的，所以有人建議採用「中年期危機」來命名更為合適。

　　在50～60歲男性中，身心出現頻率較高的改變，歸納起來主要有以下四個方面：

　　1.神經精神方面：腦力開始衰退，認知能力下降，焦慮，注意力難集中，易感到恐懼。

　　2.生理方面：體力、精力衰退，肌肉重量下降，脫髮，體重增加，受傷或生病時需要更長的時間才能復原，進行體力活動時耐力減低。

　　3.性生活：性活動減少，性欲減低，性能力下降。

　　4.心血管方面：易出汗，偶爾會面紅耳赤、失眠、心跳加速。

■男性更年期的自我判定

　　男性進入中年後，隨著睾丸功能的逐漸減退，會出現內分泌功能的紊亂，出現類似婦女「更年期綜合症」的一系列表現，稱為男性更年期。一般說來，男性更年期的出現時間要比女性更年期晚3～5年。

　　以下幾點可以作為判定進入男性更年期的自我測定指標：

1.性欲減退。

2.記憶力減退，學習與工作精力不如從前，甚至有力不從心的感覺。

3.開始懷念童年往事。

4.早睡早醒，睡眠時間較從前減少。

5.眼睛容易疲勞，看書時間稍長便感覺頭痛、頭昏，患有近視眼的人戴眼鏡已無法閱讀書報，摘下眼鏡反而看得清楚。

6.聽力明顯減弱。

7.牙齒鬆動，咬不動較硬的食品，戴假牙者不得不經常換假牙。

8.對食物的口味改變，喜歡吃甜、酸、辣、鹹等重口味食物，說明味覺有減退。

9.飲酒者酒量大不如前。

符合上述4點以上者，可能已進入更年期，但由於這些症狀都是非特異性的，需到醫院做全面檢查方能確診。

■ 男性更年期的確診

男性更年期綜合症的確診可依據下列幾個方面：

1.常在40歲以後發病。

2.有失眠、食欲減退、疲乏無力、工作能力下降等，以後逐步發展成為焦慮、憂鬱、猜疑等，嚴重者可有拒食、消瘦和妄想自殺的行為。

3.自主神經系統功能失調和內分泌功能減退的表現，如心悸、潮熱、多汗、性欲減退、頭暈、乏力、關節酸痛、面容憔悴等。

4.輔助檢查，多無特殊情況發現。血睾酮顯著減少，而尿中促性腺激素排泄量增多；做睾丸活檢顯示睾丸萎縮，但因為是有創性檢查，不易被人接受。

5.試驗性治療，丙酸睪丸酮50毫克隔日肌內注射，通常2～3週後症狀可明顯改善，個別需要歷時2個月才能顯效。如注射後使症狀改善則支持更年期的診斷。

注意，做更年期診斷時務必先排除其他器質性和精神性疾病，如老年人腦動脈硬化、冠心病、高血壓、神經衰弱、憂鬱症、嚴重的慢性貧血、營養不良、胃腸道惡性腫瘤等。

■男、女更年期綜合症的比較

男性更年期綜合症與女性更年期綜合症在發病年齡、發生機制和臨床表現上均有明顯的差異。

女性更年期綜合症一般發生在55歲以前，男性更年期綜合症往往發生於55歲以後，且發病率明顯低於女性。男性與女性更年期綜合症都有乏力、心悸、失眠、陣發性潮熱、情緒變化等，但女性的症狀常常比男性更為嚴重。

發生機制亦有所差異。女性更年期的發生與女性卵巢內卵泡耗竭、雌激素水準突然大幅降低有明確的對應關係；男性更年期的發生雖然與體內雄激素水準下降有一定關係，但其對應關係不如女性那麼明確。雄激素水準下降是隨年齡老化日積月累的緩慢過程，因此，大部分男性可能沒有察覺。正常的男性雄激素水準有一個較寬大的範圍，部分男性雄性激素終生都能保持在正常範圍內，處於更年期的男性甚至仍能保持生殖能力。

女性更年期的特徵表現為規律的月經開始出現紊亂，最終停經，生育功能終結，外生殖器官出現一定程度的萎縮。而男性在更年期時性欲下降和勃起功能障礙是最常見的表現，雄激素水準雖有所下降，但仍維持正常低值或接近正常低值水準；其生育功能雖有所減退，但

仍可保持相對健全；隨年齡增長，中、老年男性可表現出射精量下降和精子活動能力降低。然而，即使是80歲以上的男性，仍可具有生育能力，男性的生殖能力幾乎可相伴終身。

9.男性更年期綜合症的治療

■雄激素不可濫用

發生男性更年期綜合症的原因有許多，但中老年男性體內雄激素缺乏是其重要原因，因此，用雄激素治療男性更年期綜合症成為主要的治療方法之一。

用雄激素對中老年男性更年期綜合症進行替代治療時不可魯莽行事，要掌握必要的指徵。首先，有雄激素作用不足的臨床表現，如性欲低下、睡眠中陰莖勃起減少或消失、陽痿、肌肉容積下降、乏力、鬍鬚生長速度減慢等，同時還伴有體內雄激素水準，尤其是生物活性睾酮或游離睾酮水準降至正常值以下，即血漿總睾酮水準低於11nmol/L，游離睾酮低於0.18nmol/L。但雄激素的替代治療往往需要長期進行，若懷疑為繼發性性腺功能低下（下丘腦或垂體病變所致），在病因明確之前最好不要盲目進行雄激素替代治療。

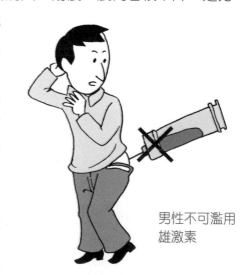

男性不可濫用雄激素

■雄激素治療的注意事項

1.在開始雄激素替代治療之前，應先進行血脂和血細胞比容化驗及進行前列腺肛門指診，瞭解前列腺大小，表面是否光滑，從而判斷是否存在前列腺疾患。（保留醫療記錄以便隨診。）

2.若有前列腺增生，可同時加用5α-還原酶抑制劑。若懷疑存在前列腺癌，則不應進行雄激素替代治療；存在睡眠呼吸障礙的患者不宜採用雄激素替代治療。

3.睪酮酯的注射油劑11-酸睪酮口服膠囊安雄和睪酮透皮貼劑泰絲得（testoderm），因使用安全均可選用。17-烷基化睪酮，如甲基睪丸素，因具有肝臟損害、致肝臟腫瘤的毒性而不能選用。

4.雄激素替代治療初期，每3個月要回診一次。每次回診時，應詳細記錄治療的效果：指診前列腺的大小；取血化驗前列腺特異性抗原（PSA）水準，如前列腺特異性抗原水準高於4ng/ml，則應嚴密觀察前列腺的變化。若上述指標穩定，以後可延長至每半年檢查一次。

5.用睪酮注射劑進行治療時，會引起血中睪酮水準出現較大的波動。剛注射時，睪酮水準很高，甚至高於正常年輕男性睪酮水準的高限值；在下次注射之前，睪酮水準可能會降到低於正常水準。如此大起大落的變化，容易引起情緒改變或產生不適的感覺。

6.治療過程中應根據治療效果來及時調整雄激素製劑的用法和用量。

■雄激素製劑有哪些種類？

目前，可供選擇採用的雄激素製劑種類繁多，包括口服製劑、透皮貼劑、酯類肌內注射製劑、微囊肌內注射製劑和皮下透囊緩釋劑等等。

由於男性更年期雄激素只是部分缺乏，因此，所選擇的雄激素製

劑應具有使用安全、方便，劑量易於調節的優點，最好同時還能模擬人體雄激素分泌「晨高午後低」的自然節律，不抑制自身睾丸的分泌及生精功能。顯而易見，幾周甚至數月注射一次的雄激素注射製劑是不能達到上述要求的，於是，口服的安雄膠囊和透皮睾酮貼膜成了較佳選擇。

■雄激素治療的副作用

雄激素替代治療是否會引起前列腺癌等嚴重危害健康的疾病，一直是醫生們爭論的焦點。醫生們認為，雖然目前還沒有可靠的證據表明這種治療方法與前列腺癌的發生相關，但在臨床應用時必須密切注意，高度警惕前列腺癌的發生，定期的前列腺素抗原檢查和直腸指檢是非常必要的。

■前列腺肥大的防治

若病人發生急性尿滯留時，應立即赴醫院進行處理，可採用導尿外科引流尿液。病情較輕者可用藥物治療，如雌激素、氨尿通等；病情嚴重者可根據病情的需要，採用外科手術摘除前列腺，也可通過內視鏡做手術切除肥大的部分。

平時應注意飲食起居衛生，禁止大量飲酒及刺激性食物，保持大便通暢，小便應及時；注意精神調理，避免過勞和精神緊張，多參加各項活動，建立一個輕鬆、活潑的生活環境，保持較充沛的精力；堅持適當的運動，如散步、慢跑、打太極拳等，能促進血液循環，強身健體。

■功能性陽痿可以防治

功能性陽痿能通過以下措施得到預防和治療：

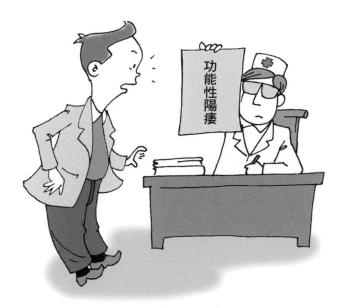

功能性陽痿可以預防

　　1.掌握性生活節奏：隨著年齡增高，身心體力大不如前，性生活一般以每月2～3次為宜。

　　2.樹立老年性生活的正確觀念：要恢復信心，堅持樂觀向上的生活態度。排除憂慮，消除精神上的障礙。

　　3.飲食調節：加強營養，多食血肉有精之品，如山藥、枸杞、鱉甲、鴿子、烏雞等，不吸煙喝酒，少食辛辣鹹酸之物。

　　4.堅持適當的運動：如慢跑、打槌球、打太極拳等，保持良好的身體狀態。

　　5.增進夫妻間的情感交流：避免將更年期性功能減退這一正常現象視為病態而悲觀絕望，女方也要體貼、諒解、鼓勵並配合丈夫，共同創造和諧美滿的性生活。

　　6.藥物治療：適當的藥物治療可有效改善陽痿。雄激素為治療陽

痿最常用的藥物，如甲基睪丸素（每次5毫克，每日3次）、丙酸睪丸酮（每次25～50毫克，每週2次，肌內注射）、血管擴張劑，以增加局部的血流量，如萬艾可（每次50～100毫克，性生活前半小時口服）。

7.中藥治療：依據補腎壯陽、填精補髓原則選擇處方藥。常用中草藥有：生熟地、菟絲子、枸杞子、金櫻子、桑寄生、鎖陽、陽起石、巴戟天、仙靈脾、龍眼肉、丹參、花檳榔等，也可配合牛鞭等煎服。

第七章

更年期的保健

1.開展更年期保健宜早不宜晚

隨著社會的發展，人類生存環境在不斷改善，人的壽命則隨之逐漸延長，因此，更年期後人類尚有數十年的生存時間，故加強更年期保健護理及老年期疾病的防治，是不容忽視的問題。

婦女更年期雖然通常在45歲左右才表現出明顯的臨床症狀，但一些相關的潛在改變在中年時期就已開始。男女的平均身高從30多歲就開始緩慢減低；肺活量一般從35歲左右就開始下降。40歲以上的人，冠狀動脈血流量比青年減少約35%，其中男性比女性減少更為明顯。能夠發育成熟的卵泡數量在更年期前就漸漸減少，生育能力下降，只不過尚未達到月經紊亂的程度，故沒有造成不適感覺。

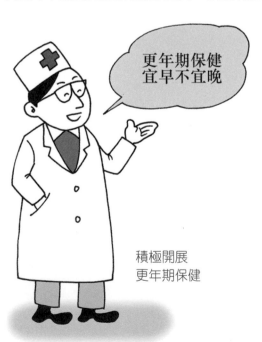

更年期保健宜早不宜晚

積極開展更年期保健

若能及早開始採取措施，預防身體內各臟器的疾病發生和功能失調，則有可能減緩或推遲更年期的出現症狀。從理想的角度出發，保健工作至少應從中年開始，在更年期應進一步加強，並持續到老年。保健的內容應始終貫穿於我們日常的衣、食、住、行上，而且應該提倡「回歸自然」，追求比現代生活更樸素和自然的生活方式。

2.更年期飲食的合理安排

在加強更年期保健時，更應重視飲食的合理安排。由於更年期代謝的改變，有些婦女在絕經後容易出現脂肪積聚，身體發胖、血膽固醇增高、血管硬化、骨質疏鬆等，嚴重的還會導致冠心病、骨折等。飲食調養對調治更年期生理變化有很好的作用，科學地安排飲食還對延緩衰老和預防疾病至關重要，所以應注意以下幾個方面：

1.適當進食富含蛋白質的食物，魚類、雞肉易於消化吸收，豆類及其製品不僅含有優質植物蛋白，還含有豐富的微量元素。

2.多進食富含維生素的膳食，包括新鮮水果和綠葉蔬菜，如蘋果、梨、香蕉、橘子、山楂、鮮棗及油菜、番茄、胡蘿蔔等，這些食物對貧血有較好的治療作用。

3.多吃富含鐵、鈣和纖維素的食物，促進機體造血，預防或減輕骨質疏鬆。纖維素能刺激胃腸道的蠕動，防治便秘，減少胃腸道對膽固醇的吸收。

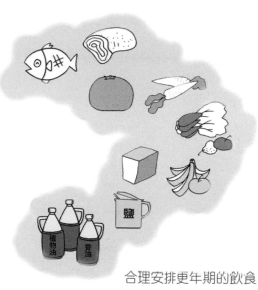

4.烹調要用植物油，植物油中以葵花籽油、玉米油、花生油、豆油、香油等較好。少吃或不吃煎、炸及油膩的食物，限制吃含膽固醇高的食物。

5.低鹽飲食（每天用鹽約3.5克），不暴飲暴食。

合理安排更年期的飲食

6.忌食辛辣和過於刺激的食物，如濃咖啡、濃茶，及蔥、薑、蒜、辣椒、胡椒等辛辣調味品。不飲酒或少飲酒。

3.胃病好預防

俗話說得好：「胃病三分治，七分養」。這話的意思是說胃病不能單靠服藥治療，更重要的是要堅持嚴格的膳食治療和良好的生活習慣。不良的生活習慣可引發胃病，相反，正確的生活習慣可預防胃病發生，這就需要做到：

1.戒煙限酒：煙、酒的刺激是胃炎和潰瘍病發病的重要因素，因此患者宜戒煙、限酒。

2.合理飲食：避免進食辛辣、過熱、刺激性食物，濃茶、咖啡不宜飲用。宜少量多餐，進食易消化的食物。

3.注意休息：保證充分的休息和睡眠，保持輕鬆愉快的情緒，勞逸結合。

4.慎用藥物：避免使用水楊酸類（如阿司匹林）、腎上腺皮質激素類藥物，必須使用時，儘量用腸溶型或小劑量間斷用藥，輔以胃粘膜保護劑。

4.便秘重在預防

便秘患者不可放鬆對疾病的積極治療，在生活中注意飲食調養，培養良好的生活習慣，及早擺脫便秘的困擾。

生活要有規律，養成定時大便的習慣。日常生活應適量多飲水，水分充分可使排便通暢。經常便秘者，不應養成服藥通便的依賴思想，應從多方面調治，可在每日晨間空腹喝淡鹽水或蜂蜜水、果汁、菜水等飲料，或是運動等。

多吃果菜，常吃粗糧，潤腸通便。粗糧和蔬菜中充分的纖維素含量能使糞便排出加快，粗糧又是維生素B含量豐富的食品，如豆類、酵母、粗糧等，可增強腸道的緊張力；還應經常食用酸奶、蜂蜜等利便食物。

對痙攣性、阻塞性便秘，應避免刺激性食物，如酒、濃茶、咖啡、辛辣的調味品和各種香料等，慎用易使腹部脹氣的食物，如蔗糖、蘿蔔等，而應給以少渣的半流質飲食。

對無力性便秘，應採用多渣膳食，以促進腸蠕動；也可在膳食中增加澱粉類菜肴，以利糞便軟化；多食用含維生素B_1豐富的食品；晚上臨睡前喝一杯紅茶菌液，可促進排便；適當多用些植物油，可潤腸通便；經常適量吃些產氣食品，如蜂蜜、洋蔥、黃豆、生黃瓜等。

5.骨折的預防措施

導致骨折的病理基礎是骨質疏鬆症，但骨折發生的直接原因通常是用力不當和跌跤，因此預防應從以下幾方面入手：

1.適當運動：多參加戶外活動，多曬太陽，堅持散步或慢跑、打太極拳等。運動能增加鈣的吸收，改善骨質疏鬆，還能增強肌肉對骨骼的支持力，保持身體運動的靈活性和姿勢平衡能力。

2.注意身體姿態，防止跌跤：不搬過重的物品，以防扭傷。在取

地面上的稍重物品時，先下蹲再取物，不要把頭彎到腰部以下，以防失去重心而跌倒；從超過身高和手臂的地方取物時，不要踮腳尖去取，應請人幫忙，不做過度伸展的動作；上下樓梯要慢走，一步步踩穩；不要穿鞋底會滑的鞋子在濕滑的路面上行走；房間的過道不要堆放障礙物，防止絆倒；平時坐位和站立時應保持身體挺直和平直。

3.注意營養：多吃含鈣高的食物，如牛奶、豆類等。

4.及時接受激素替代治療：雌激素替代治療對補充骨骼的鈣有顯著效果。

5.慎用藥物：某些糖皮質激素藥物會增加骨質的流失，導致骨質疏鬆，因治病需要使用這類藥物的婦女應高度重視。

6.戒除菸酒：煙和酒都會加重骨質疏鬆症，應戒除。

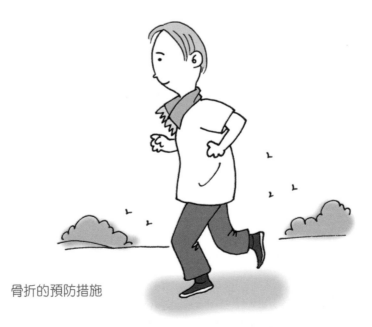

骨折的預防措施

6.護髮不分男女

　　雖然脫髮與白髮都是一種更年期後的生理現象，但是若注意全身的健康，保持心情舒暢及充足的睡眠，注意飲食，攝取頭髮生長需要的充足營養，可以延遲其發生。另外，從外部護理頭髮也很重要，護髮不只是女人該做的事，男人同樣應注意頭髮的保養。

　　洗頭時，洗髮乳應選擇刺激性較小的，要洗淨頭皮上的污垢。要用護髮素和護髮油，但要避免過於

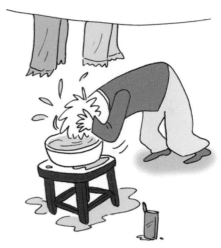

護髮不分男女

頻繁地用洗髮乳洗髮，防止頭髮喪失油性、變得乾燥。

　　用梳子梳頭對促進頭皮的血液循環很有好處，但如果頭髮變細，容易斷裂，可改用手指尖梳理頭髮，並稍稍用力按摩頭皮。

7.齲齒與牙周病的預防

　　對齲齒患者來說，加強預防比發病後再治療更為重要。一般可採取下列預防措施：

　　1.注意個人口腔清潔衛生，建立和保持良好的口腔衛生習慣，施行正確的刷牙方法和牙齦按摩以及定期檢查，保持牙周組織及牙齒的

健康。

　　2.飲食調治。適當食用不同成分的食物，少食高糖類食物和糖果，多食蔬菜和纖維性食物，適當補充維生素。

　　3.及時除去局部病因，如潔牙、刮治、改正咬合創傷等，無救的病牙應予拔除。

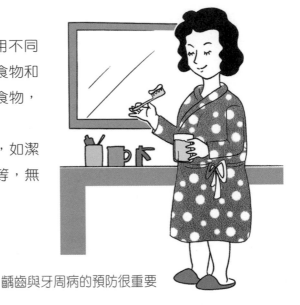

齲齒與牙周病的預防很重要

8.癌症的防治

■更年期預防癌症很重要

　　更年期防癌已成為人類延長壽命的關鍵。那麼，預防癌症應從哪些方面做起呢？

　　應該大力開展全民特別是中老年人的防癌教育，使每個人都具備一些腫瘤防治知識，這對於預防癌症來說是相當必要的。其次要講究衛生，養成良好的生活習慣，積極運動，增強體質，提高機體的防病、抗病能力。

　　在日常生活中要注意飲食衛生，不吃過燙、過熱、刺激性強、難以消化、黴爛變質的食物，以預防食道癌和胃癌；保持口腔衛生，養成早晚刷牙的習慣，及時治療各種口腔疾病，糾正鑲配不適合的義

齒，避免舌或牙根經常受到刺激和損傷，可有助預防牙齦癌和舌癌；戒除煙、酒可有益於預防消化道腫瘤和肺癌；晚婚、晚育、注意性器官和性生活衛生，可以預防子宮頸癌；儘早割除過長的包皮以預防陰莖癌。這些都是預防癌症行之有效的措施。

還要重視各種慢性病的治療和隨診。許多癌症起初並不是癌，而是由一些慢性病發展而來，所以，治療慢性病就能預防癌症的發生。又因為癌的早期症狀極易與某些慢性病的症狀相混淆，因此，應經常去醫院回診，做必要的檢查和治療，切莫不當回事。

積極治療癌前疾病。密切觀察和治療可能癌變的良性疾患，如發生在口腔、外陰等部位的粘膜白斑；經久不癒的慢性潰瘍、瘻管；易受摩擦部位如手掌、足底、頸項等處的色素痣等；久治不癒的慢性胃潰瘍、胃腸道息肉樣腺瘤、萎縮性胃炎；其他如睪丸異位、慢性遷延性病毒性肝炎、肝硬化等均有癌變的可能，不容忽視，應予以積極治療，爭取及早排除這些潛在的危險因素。

保持情緒樂觀，精神愉快，調動身體的抗病能力。研究證明，精力充沛、樂觀開朗的人，體內抵抗疾病和癌症的T淋巴細胞處於高水準。定時參加健康檢查，並積極進行自我檢查。

在癌症預防中，熟悉常見腫瘤的早期症狀和信號，經常、自覺地進行自我檢查尤為重要。自我檢查可稱為抗癌的第一道防線，自我檢查不需任何器械，全身的表淺部位，如皮膚、皮下組織、顏面、口腔、甲狀腺、乳腺、腹部、外生殖器等處，均易於自我檢查，如發現可疑的無痛性包塊，應及時就醫，以便早診斷和早治療。

■留心癌症的早期信號

以下症狀經常在癌症的早期出現，遇到時應高度警惕，盡可能及

早到醫院做相關檢查，排除惡性疾病。

1.皮膚、乳腺、舌或身體的其他部位有能觸及的或不消退的腫塊、硬結。

2.疣（贅瘤）或黑痣發生明顯變化，如顏色加深、迅速增大、搔癢、脫毛、滲液、潰爛或出血等。

3.持續性消化不正常，上腹部疼痛、腹脹等。

4.吞嚥食物時有哽噎感、疼痛，胸骨後悶脹不適、食管內有異物感。

5.持續性嘶啞，乾咳，痰中帶血，吞嚥困難。

6.耳、鼻不明原因的出血，頭痛，頸部腫塊。

7.月經期不正常，月經期外或絕經後陰道不規則出血，接觸性出血。

8.原因不明的大便帶血及粘液，或腹瀉與便秘交替出現。

9.原因不明的、持續的、無痛性肉眼可見的血尿。

10.久治不癒的傷口、潰瘍。

11.原因不明的、突然的體重減輕。

留心癌症的早期信號，可防止早期癌變成晚期癌，癌症的早期治療是取得滿意療效的基本前提。

■癌症早發現，主要靠自己

怎樣才能做到癌症早發現、早診斷呢？應時常注意身體的異常狀態，經常進行自我撿查。要能自我診斷，就需要熟悉一些病症的常見症狀和體徵。

如果自己摸到身體某部位，如頭、面、頸、乳腺、四肢或軀幹有腫塊，則需區別是炎症性腫塊還是癌性腫塊。一般而言，若腫塊新

近發生，並伴有紅、腫、熱、痛現象，經消炎治療後可迅速縮小或消失，多屬炎症；如消炎治療無效，且腫塊不斷增大，或原有腫塊短期內突然迅速增大者，應考慮有癌變的可能。

另外，對有些腫塊還要鑒別它是良性的還是惡性的，良性腫塊一般生長緩慢，並與周圍組織界限清楚，有包膜，用手推移時，可活動；而惡性腫瘤則生長快，短時間內體積明顯增大，與周圍組織界限不清，固定不動，並易發生多處轉移。

深部腫塊雖然不能窺見，但仍可有局部症狀，有利於早期診斷。如食道癌可有哽噎感、疼痛或進食困難等阻塞症狀；前列腺癌引起排尿困難；盆腔腫瘤壓迫膀胱可出現尿頻；肺癌、胃癌、結腸癌、直腸癌、肝癌和膀胱癌，由於破壞所在器官而發生咯血、嘔血、便血、內出血或血尿等；咳嗽為肺癌的常見症狀；胰頭癌、膽總管癌可出現黃疸。發熱、進行性消瘦也是癌症常見症狀；腫瘤初起時，一般並無疼痛。

體表淋巴結的檢查可查清有無淋巴結轉移，檢查主要包括雙側頸部包括鎖骨上、腋窩和腹股溝6大群淋巴結，當發現淋巴結大而堅硬、無壓痛、活動度差，應想到癌細胞淋巴結轉移的可能，需要到醫院作全面檢查，以便確診。

■怎樣早期發現婦科腫瘤？

腫瘤早期發現才能進行早期診斷和治療，那麼，更年期婦女怎樣才能早期發現腫瘤呢？這需要她們熟悉以下婦科腫瘤的危險信號：

1.腫物：可生長在生殖器官的任何部位。外陰部腫物、某些卵巢腫物、較大的子宮腫物，患者自己可以偶然發現，或有意識地摸到，這些腫物可以是實質性，較硬，或為囊性，較軟，活動度可大可小，形狀可為圓形或不規則，生長速度可快可慢。無論有無症狀，都應到

醫院檢查診治。

2.陰道異常分泌物：當女性生殖道發生腫瘤，腫瘤出現壞死、破潰，可出現水樣、血性和米湯樣白帶，如合併有感染，可有臭味。白帶異常可能是宮頸癌、子宮內膜癌或輸卵管癌的先兆。

3.月經改變：當子宮生長腫瘤時，如子宮肌瘤、子宮內膜癌、子宮肉瘤、絨毛膜癌，可出現月經量過多，月經週期紊亂，月經持續時間延長，淋漓出血等。卵巢的某些腫瘤如顆粒細胞瘤、卵泡膜細胞瘤，能分泌雌激素，干擾月經週期，也可引起月經異常。

4.絕經後陰道出血：停經1年以上又有陰道出血，稱為絕經後出血。絕經後出血原因很多，大多數情況是由良性疾病引起，但即使出血量不多，也絕不能忽視有發生子宮頸癌、子宮內膜癌的可能。

5.腹痛：卵巢腫物扭轉、破裂或感染、子宮粘膜下肌瘤、子宮口脫出或肌瘤變性，均可引起較劇烈的下腹痛。惡性腫瘤出現明顯腹痛時大多已進入晚期。

6.飲食及大小便改變：卵巢癌壓迫或侵犯膀胱和直腸可引起尿頻、排尿困難、大便乾燥等。

當出現上述症狀時，病人應及時到醫院就診，切不可因症狀輕、能忍受而消極觀察等待以致貽誤治療。但也要知道上述症狀並非惡性腫瘤所特有，大多仍為良性疾病所引起，不必過分擔憂。

■什麼人易患肺癌？

肺癌又稱原發性支氣管癌，為最常見的肺部惡性腫瘤。近半個世紀以來，世界各國肺癌的發病率和死亡率急劇上升，肺癌的發病率隨年齡的增長而增加，一般從40歲以後開始增加，50～60歲上升特別顯著，男性發病率高於女性。

肺癌的發病原因比較複雜，但一般認為可能與下列因素有關：

1.吸煙：煙霧中的碳氫化合物「苯並芘」為重要的致癌物質，約有3/4的肺癌是由吸煙引起的，吸煙者肺癌的死亡率比不吸煙者高10～13倍。

2.物理、化學致癌因數：如石棉、煤焦油、芥子氣、瀝青、煙塵等。

3.大氣污染：與工業廢氣和致癌物質，主要是苯並芘污染大氣有關。苯並芘的主要來源為煤和石油的燃燒。

4.慢性肺疾患：肺癌、肺結核、慢性支氣管炎並存的機會較多，但它們的因果關係尚難定論。

5.其他：與感染、遺傳等因素有一定關係。

■胃癌的預防

排除和控制可能的致癌因素，如注意飲食衛生，避免食用過度刺激性食物，戒煙、戒酒，勿暴飲暴食。多食新鮮蔬菜和瓜果，少食燒烤、燻製及油煎的食物，勿食黴變食物。積極治療胃潰瘍及萎縮性胃炎等慢性胃病。保持心情舒暢，注意休息。勤檢查，早發現。對直系親屬中有明確胃癌病史者，或有明確胃潰瘍、胃息肉病史者，或近半年內有上消化道出血或黑便者等，應及時詳細檢查，才能早發現、早治療。

■皮膚癌的預防

對付皮膚癌的根本方法是預防。日常生活和工作中應注意：防止日光曝曬，露天作業或室外勞動時戴遮陽帽，並穿長袖衣衫；做好職業防護，保護皮膚清潔，避免瀝青等有毒化學物質直接接觸皮膚；積

極治療慢性皮膚病，如白斑、結節、潰瘍、瘢痕等；密切注意皮膚粘膜的黑痣變化，並避免不適當的接觸和處置。

凡年齡在50歲以上者，應經常留意察看自己全身的皮膚情況，以便及早發現可疑之處，早診斷、早治療。

■黑痣「碰」不得

據統計，約有2/3～3/4的惡性黑色素瘤是在皮膚粘膜「黑痣」的基礎上惡變而來的，其惡性程度極高，預後很差。

黑痣惡變的主要誘發因素有：長期刺激，如反復地摩擦或其他刺激；治療不當，如不完全的手術切除，不適當的電烙、針挑及藥物腐蝕治療，等等。所以，不要因為黑痣難看而隨意處理或治療，如果治療方法不當，常常招致意想不到的惡果。記住，黑痣萬萬碰不得！

一般黑痣惡變的臨床徵象有：

1.突然發生持續性抓癢感、灼熱感、刺痛感。

2.短期內迅速增大、或顏色加深、或顏色不均勻。

3.表面出水、糜爛、破潰、結痂。

4.有出血傾向，易出血。

5.局部潰爛，或繼發感染。

6.中央出現硬結，或周圍出現衛星狀小黑點。

7.邊緣出現炎性紅暈，與正常皮膚分界不清。

8.原黑痣表面的毛髮突然自行脫落。

皮膚癌的早期發現並不難，只要作病變部位的活組織病理學檢查即可明確診斷。

9.勞逸結合為上策

　　大部分進入更年期的人，處於人生最繁忙的時期，有的還處在重要的工作職位上，社會壓力大，在家則是「上有老，下有小」，家庭負擔重，而此時期人的精力與體力遠不如從前，常有力不從心的感覺，這是生理發展的必然結果。

　　為了避免人體的「超負荷運轉」，保證身體各器官和組織「安全運行」，就必須處理好工作和生活、工作和休息的關係，做到勞逸結合。工作上遇事不可逞強，量力而行是基本原則，避免緊張忙亂及做力所不能及的工作。生活上注意起居有常，作息規律，生活有節制，使身體各部位功能都在適度範圍內運轉，以便保持較充沛的精力與體力投入工作中，提高工作效率。總之，合理地安排工作和休息，勞逸結合，才能保證身心健康，從而順利渡過更年期。

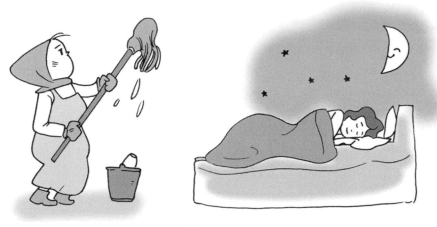

勞逸結合為上策

10.創造和諧的性生活

有人把更年期性欲和性能力的減退認為是壽命不長的徵兆，其實這沒有一點科學根據。事實上，絕大多數人在更年期之後都有性需求，並可以享受性生活。

有的人不到四十歲就進入更年期，同時性能力減退，卻可壽至八九十歲，仍然身體健康、精神矍鑠。因此，對性欲或性能力的改變，從心理上不應該緊張、苦惱，更不必為此憂心忡忡。更年期婦女的性欲維持和性衝動的激發，主要是靠思維活動和接觸性感部位，所以，即使到了絕經期，性欲也可以不受太大影響，相反，由於不再需要避孕，消除了害怕懷孕的思想負擔，不但可以得到性滿足，且性生活可更和諧。

但需注意的是，女性由於雌激素缺乏而導致陰道粘膜萎縮變薄，陰道的分泌液減少，性交時可能會感到乾燥、疼痛，這時如適當使用潤滑劑，性交時的疼痛常可得到解決。另外需注意的是，只要有月經，就要採取避孕措施。絕經後半年至1年，子宮內的避孕環已無留置的必要，應該取出。男性更年期性生理反應與青中年相比，有一定的改變，可表現在陰莖勃起時間要長些，常常需要直接刺激才容易勃起，硬度也稍有減弱，且容易消退，射精時間較長。

更年期的變化不可避免地會給夫妻生活帶來許多影響，這就要求夫妻之間首先要做到相互體貼、諒解和配合。對個別的性能力及性欲過早衰退者，亦可採用藥物及其他輔助方法治療。

適度、愉快的性生活是養生的重要手段，有益於健康和長壽。有些人通過和諧的性活動，在感情上可以得到充分的滿足，而這種性活動並不一定意味著真正的性交，還包括擁抱或被擁抱，向對方傾訴衷

腸，表達感情和接受感情，等等。這些既不隨年齡增長而衰退，更不會隨年齡增長而終止。

11.精神保健

更年期會出現一系列退行性變化，內分泌系統以及其他系統的結構和功能也將發生一些改變，如心臟和血管的收縮功能，肺與氣管的呼吸功能均有所下降，所能承受的運動負荷量和勞動強度亦明顯不及年輕人。

隨著年齡增加，腸胃的吸收消化功能也會有所下降，全身的營養有所減退。同時，更年期的婦女將面對很多新的問題和煩惱，如成長的子女們要分居、外出；伴侶或親友要分離或因病去世；工作壓力大、煩躁不安；成為要人、名人，應酬多；不久要退休，離開工作崗位後步入寂寞的家庭生活等等。

人過中年，要意識到人生必然要經過更年期這一生理過程，所以應正視現實，以愉快穩定的情緒對待自己心理和生理的變化。心胸開闊，開朗樂觀，不爭名奪利，不計較個人得失，培養良好的思想修養，以減少生活中的煩惱和緩解各種精神壓

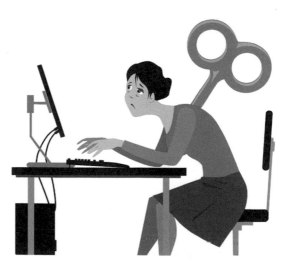

力。只有這樣，才能正確對待健康或疾病，樹立戰勝疾病的信心和勇氣。總之，要大事清楚，小事糊塗，心寬樂觀，這是保證更年期身心健康的萬靈丹。

12.運動

■生命在於運動

更年期易疲勞乏力，有怠惰感，如果採取多睡而不運動的方法，時間長了，許多器官都會出現廢用性萎縮，其結果將導致抵抗力下降，易患各種疾病，且得病後恢復期延長。

「生命在於運動」，運動是產生生命力的源泉，對於處在更年期的人們來說，適當的運動不但可健身強體，還可振奮精神、減肥和促進食欲，並能預防心血管疾病等的發生。

適於更年期運動的項目很多，選擇時應因人的身體狀態而定，如選擇散步、慢跑、太極拳，或進健身房，量力而行地作健身運動，或挑選自己熟悉、感興趣、能長期堅持的健身方法，如上下班以步代車，假期在親人的陪伴下外出旅遊，等等，都是很有益的方法。

■採取什麼運動最好？

經過大量的科學研究，世界衛生組織在1992年提出「步行是最好的運動」。在歐美，越來越多的人已加入步行的行列，步行運

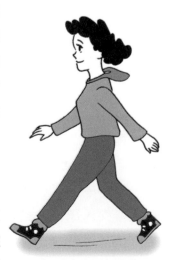

步行是最好的運動

動、徒步旅行日益成為現代人的生活方式。步行運動對更年期的人們尤為適宜，它可以依照需要而調整步行的速度、距離和持續時間，以保持最適宜的運動量，又可避免因劇烈運動而損害健康。

13.更年期如何永保美麗肌膚

同樣是40多歲，有的人肌膚光亮潤澤，有的人肌膚暗淡，滿臉皺紋，好像臉上寫滿了滄桑。這些差異可與先天的膚質好壞有關，但在很大程度上也與自身後天的保養有關。

有規律的生活和平衡的飲食結構是保持肌膚美麗的根本，保持充足的睡眠，可以加速皮膚的新陳代謝，保持心情愉快也是皮膚健康不可缺少的因素。在日照比較強烈的天氣外出時，顏面部可塗防曬霜，還可戴帽子、打遮陽傘。適當地選用一些健康的化妝品可滋潤肌膚，補充皮膚的營養和水分。

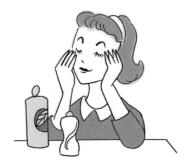

美麗肌膚要做到生活有規律

14.定期體檢不可少

不少中老年人認為自己身體不錯，沒有必要去做健康檢查。持這種觀點的人在現實當中大有人在，更有甚者，有些人因為怕得病而不去檢查。其實，對中老年人定期進行健康檢查是十分必要的。通過檢查可早期發現某些疾病，從而及時採取相應的防範措施。

當人們進入更年期，機體的抵抗能力明顯下降，加之中年人社會事務繁多，無暇顧及身體健康，又因有些疾病早期的症狀往往不明顯，所以，疾病常常會在不經意間「偷偷」襲來，當發展到症狀嚴重才引起人們注意的時候，則為時已晚。

因此，定期進行健康檢查，積累詳細的臨床資料，進行及時的對比觀察，是早期發現疾病的有效手段。一般應每年或半年檢查一次，檢查指標至少應包括：體重、血壓，對患者進行內科、外科、神經科、五官科等全面檢查，其中包括直腸指診、前列腺檢查、乳腺檢查等；輔助檢查應包括：血、尿、大便常規、大便潛血試驗，血液生化檢查，包括血脂、肝功能、腎功能、血糖等，X光胸片、心電圖、腹部超聲等，必要時作肺功能、胃鏡、CT等檢查。特殊情況還應根據病情需要增加檢查項目。

婦女生殖道的炎症、退行性病變，特別是惡性腫瘤，如子宮頸癌、子宮內膜腺癌、卵巢癌的高發年齡多在更年期及其後的歲月，陰道癌和外陰癌更晚，早期沒有任何症狀，只能定期作婦科檢查。婦科檢查包括做子宮頸抹片，必要時行陰道鏡、宮腔鏡、B超和診斷性刮宮，對及早發現盆腔病變有很重要的意義。在醫療條件較差的地區，行子宮頸抹片、陰道抹片，既無痛苦，又簡單易行，費用少，診斷準確可靠，是婦科疾病普查的重要方法。

15.樂觀豁達，保持心理健康

情感是影響心理平衡的重要因素。起積極作用的情感如愉快、讚賞等，對人的身心健康能有積極的影響。愉快的情緒能增強機體各器

官的功能，提高工作效率，有利於身心健康；而不愉快的情緒則會降低機體各器官的功能，不利於身心健康。而保持心理健康對處於更年期的人來說尤為重要。

1.培養自己成為一個樂觀、風趣、詼諧、幽默、性格開朗的人。待人處世要寬厚為懷，遇事不斤斤計較，不患得患失，任何事情都能拿得起、放得下。

2.培養廣泛的興趣。這樣可以從感興趣的事情中發現自己的新價值，從而補償在其他方面的失意。廣泛的興趣和愛好可使生活時時充滿樂趣，精神得到滿足。

3.學會轉移衝突的方法。當傷心、焦慮、生氣時應想辦法消除和緩和，如去看電影、聽音樂、賞月、走親訪友、旅遊等，轉換心情，有利於保持精神愉快。

4.主動與人來往。在交往中，人們可以相互交換意見和想法，尤其當有不愉快的事情發生時，講出來既可解除內心煩悶，又能得到朋友的安慰、理解和幫助，心情會好得多。

5.要保持心態平和，情緒穩定，切忌大喜、大悲、暴怒、驚恐，能避免因過於激動而發生意外。

16.培養興趣越多，煩惱越少

處於更年期的朋友，根據自己的興趣愛好，並結合生活、工作的環境開展各類休閒娛樂活動，可使人們泊養心志、心情舒暢，活動身體不僅豐富了生活，增加了生活情趣，且使人更加熱愛生活，達到修身養性的目的。

　　釣魚是一項老少皆宜而又富有情趣的活動。當秋高氣爽，水清魚肥的黃金季節，約幾位好友遠足郊外，領略大自然的美景，靜享釣魚的樂趣，實在是一件美事。釣魚時甩標提竿、下蹲起立等適量活動，能使人體的筋骨得到舒展；甩標後坐下釣魚往往就是幾個小時，其間心無雜念，心緒平靜，注意力高度集中在浮標上，因此，對於經常處於精神緊張、思慮過度的腦力勞動者來說，釣魚無疑是使身心放鬆和休息的好辦法。釣魚還能磨煉意志，使自己的毅力更堅強。

　　花是大自然的精華，是美好事物的象徵，養植花草能陶冶情懷，益人健康，使人長壽。可以利用住宅的空餘之處，如庭園、陽臺、室內等，栽種一些自己喜愛的花草。當看到色彩絢麗、姿態萬千的花朵，聞到或濃或淡、沁人肺腑的花香時，一定會心曠神怡、精神愉悅。觀賞花的過程還能使人產生許多美好的聯想，既增添了生活情趣，也提高了文化精神素養。

　　養魚和賞魚也有一番情趣。看魚在水中悠然自得之態，足以使人樂而忘憂，消解生活、學習和工作所帶來的疲勞感。養魚既能陶冶情操，從中得到美的享受，它又是一項輕微的體力活動，可使人在極有趣味的勞動中不知不覺地鍛煉身體。

　　旅遊是陶冶情操一種極佳的方式。旅遊往往會使人產生一種愉悅感，通過領略山河的美，會使人心懷坦蕩；旅遊還能增長見識，極大豐富人的閱歷。

17.睡眠是天然的補藥

　　人的一生約有1/3的時間是在床上渡過的，睡眠與健康可說是「終

生伴侶」。

睡眠是大自然賜予人類了不起的恢復劑，經過一夜酣睡，多數人醒來時感到精神飽滿，體力充沛。睡眠是最理想的休息，經過睡眠可以重新積聚能量，把一天活動所消耗的能量補回來，為次日活動儲備新的能量。當睡眠不足或睡眠品質不高時，第二天就會顯得疲憊不堪，無精打采，頭暈腦脹，情緒低落，工作效率低下。

良好的睡眠還能使神經系統、內分泌、心血管活動、消化功能、呼吸功能等均得到休整，促使身體各組織自我修復，增強免疫功能，提高對疾病的抵抗力。可以說，睡眠是最天然的補藥。

一般來說，人們隨著年齡增長，睡眠的時間逐漸減少。據統計，男性每天需要6.49小時睡眠時間，婦女則需要7.5小時。同時要保證睡眠的品質，可通過培養良好的生活習慣和心理素質來提高睡眠品質，必要時尋求醫生協助，間斷服用鎮靜劑等。

18.養成良好的生活習慣可預防疾病

老年人除了建立有規律的生活習慣，創造一個舒適、安靜的生活環境，堅持適當的戶外活動之外，老年婦女做好自身的衛生保健，保持個人衛生，對於預防疾病、延年益壽有著重要的作用。

1.注意口腔衛生：老年人牙齒已鬆動，容易患牙周炎、牙齦炎、齲齒等多種口腔疾病，這些口腔疾病均能直接或間接影響老年人的全身健康。入睡後口腔內的溫度較高，細菌容易繁殖，會增加感染的機會，所以老年人應該堅持每天早、晚各刷牙一次，每餐之後要漱口。

2.保持皮膚清潔、柔潤：老年人皮膚皺紋增多，表皮很容易脫

屑，常常與汗液混在一起刺激皮膚而引起搔癢，因此，要經常洗澡和更換內衣。內衣最好是純棉、麻、絲織物的製品。洗澡水溫過冷過熱均不宜，過熱易使皮膚脫脂，又對高血壓與腦動脈硬化患者不利，過冷又易引起感冒，水溫以35～40℃為宜。如果皮膚過於乾燥，可在洗澡後用安全的潤膚品護理全身。肥皂與毛巾刺激性越小越好，建議使用嬰兒浴皂（最好有老人浴皂）或香皂。

3.注意保持外陰清潔：要經常清洗腋下、陰部和肛門周圍，最好每日洗一次，以保持局部清潔。患有外陰搔癢症者，可局部用藥。如大便乾燥或有習慣性便秘，可在大便後用熱水坐浴；伴有肛裂者要用藥物坐浴，必要時前往醫院就診。

4.慎選內衣褲：有尿失禁、子宮脫垂、陰道炎症而白帶過多者，應每天洗外陰和換內褲，內褲應寬鬆、舒適，吸水性能好，以防摩擦、刺激局部皮膚而產生不適。

19.夫妻好合有秘訣

人到更年期，生理與心理上可發生很大變化，如果夫妻雙方對此不夠瞭解，就會造成許多誤解，產生許多不應有的爭執。

有的人剛從職場退下來，一時對生活模式的改變不適應，會有一些反常表現，給人的感覺像換了一個人似的。一反平日的賢慧、溫柔、大度，常常心情煩躁、憂鬱、多疑、脾氣大等等，這都是難免的。如果你對更年期毫無所知，就會大驚小怪，甚至採取火上澆油的行動，結果是感情出現裂縫，造成夫妻關係不和諧，甚至破裂。

更年期夫婦不僅要瞭解一定的生理知識，還要學一點更年期心理

學，這對調適夫妻關係，正確處理生活中易發生的衝突、防止悲劇發生，極為重要。

那麼，如何才能協調好夫妻關係，以下幾點可做為參考：

1.公正和睦：處理家庭內部事務要公平，不可有失偏頗。

2.寬容忍讓：俗話說「小不忍則亂大謀」。

3.互相體諒：支持和諒解比什麼都重要。

4.奉獻愛心：人人充滿愛心，家庭定能和睦幸福。

5.克己自制：克制自己，就可避免許多爭吵。

6.化解危機：面對尖銳爭議，貴在及時緩和化解。

7.互信莫疑：夫妻間相互信任就能防止不必要的猜疑帶給家庭的不良影響。

8.迂迴戰術：發生家庭問題時應從側面入手，避免正面衝突，問題才能輕鬆化解。

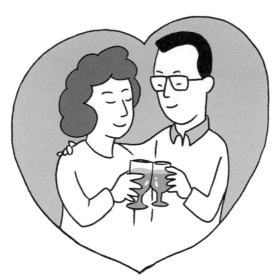

夫妻好合有秘訣

第八章

更年期常見疾病

1.頸椎病

■認識頸椎病

　　頸椎病也稱頸椎綜合症，是指頸部扭傷或椎間盤退化、椎骨退行性改變引起神經、血管受壓迫而出現的一系列症狀。更年期因骨質退化較快，肌肉萎縮無力，加之平時的勞傷，極易發生頸椎病。

■頸椎病的原因

　　1.頸椎間盤發生退行性改變：椎間盤突出到椎管內，壓迫了脊髓。

　　2.頸椎間關節慢性創傷：關節受損，造成骨性關節炎，骨刺和骨質增生刺激脊神經根。

　　3.椎管內韌帶鈣化：鈣化後韌帶會變厚，體積增大，導致椎管狹窄而壓迫脊髓。

■頸椎病的表現

　　頸椎病引起的症狀五花八門，說明如下：

　　1.椎動脈型壓迫椎動脈，輕者使血管痙攣，重者壓迫血管使血液循環不通暢。血管一旦不通暢，大腦就會缺血，就會發生頭暈、頭昏腦脹、視物模糊或眼睛發花、不思飲食，特別是在側轉頭頸後發生或加重。

　　2.交感型主要影響自主神經的功能，自主神經功能發生紊亂就會發生視力阻礙、半邊臉發熱、半邊臉出汗、消化不良、心前區疼痛等。

　　3.脊髓型的症狀早期不易與前幾型區別，其典型症狀為上肢進行性無力，不能活動或持物，下肢跛行，諸症均呈進行性加重，無間歇期。

4.混合型頸椎病則症狀不限於哪一型，均可出現。

各型的綜合特點為早期僅感頸部活動不適，後期逐漸感到頸肩部酸痛，伴有上肢的某一區域發麻、疼痛、酸軟無力，壓迫頸部壓痛點時，有向上肢放射性串麻、疼痛，或向肩胛內側放射。一般有頸椎病數年乃至幾十年的病史。X光片造影可見椎管內脊髓受壓，CT片可確診。

■頸椎病的治療

1.頸托治療：由於頸托後邊托著枕骨，前邊托著下頦，可使肌肉放鬆，有助於緩解頸部的疼痛，並可限制頸部的不正常活動。

2.牽引療法：牽引的目的是為了擴大椎間隙和椎間孔，減輕對頸部神經的壓迫。用布托牽引帶托起頭頸，可坐可臥，坐位時頭略向前傾，牽引重量為3～5公斤；平臥時，床腳抬高約20公分，頸前屈，牽引重量為2～3斤。一般以患者感到舒適為度，每天2～3次，每次30分鐘到2小時，80％～90％的患者有效。

3.推拿療法：患者坐位，頸部放鬆，術者先按揉頸部緊張的肌肉，由上至背中央，再按揉肩及上肢肌肉。次用滾法放鬆頸肩部，約2～5分鐘，再用拿按法彈拔頸肩部肌肉，搖扳頸、肩、肘關節，先小幅度，再大幅度，最後用力小幅度搬動頸肩關節，可聽到關節彈響聲，最後掌揉，拍打頸肩部收功。每日2次，每次30分鐘，長期堅持，效果顯著。

4.中藥治療：依據祛風濕、通經絡、活血化淤、行氣止痛的原則處方選藥；中草藥可選桂枝、桑枝、葛根、三七、紅花等。

5.藥物治療：一般為對症處理，有時配合鎮靜藥和擴血管藥用。

6.手術治療：目的是為鬆解受壓的神經，穩定脊柱。脊柱病症狀嚴重或明顯壓迫神經者，經上述治療無效者需手術治療。手術的方式

很多，應根據病情及病變類型選擇適當的手術。

■頸椎病的預防

1.選擇合適的枕頭，枕頭應低一些，以保持頸椎與脊柱的生理曲線平衡；過高的枕頭往往可導致頸椎病的發生或加重，由此可見，高枕不能無憂。使用方法也很重要，枕頭不僅要托著頭部，還要托著頸部。不要突然扭轉頸部，也不宜長期低頭工作或讀書、滑手機。防止外感風寒和扭傷。

2.注意頸部的功能鍛煉，早晨起床，搓揉頸部肌肉後，做前屈、背伸、偏頭和轉頸活動數十次，加強頸部肌力，促進頸部血脈流通，減輕頸椎的退行性病變。

3.患有頸椎病的人也要進行頸部運動，一般在推拿按摩後，在疼痛能忍耐的程度下左右、前後活動數十次，或在頸部牽引下做左右旋轉的活動。堅持不懈，症狀就能顯著減輕。

4.飲食調護：多食蔬菜類食物，配合含豐富蛋白質的食品，少食高脂肪和鹹酸類的食物，戒煙、戒酒。

5.經常檢查頸部壓迫症狀和身體其他器官以防止併發症，對脊髓型和神經受壓迫嚴重者，還需及時手術治療。

2.腰腿痛

■腰腿痛不是病？

我們經常看到這樣的畫面，老年人用手輕輕捶著後背，嘴裡嚷著：「人老囉」，似乎是說人老了都會出現腰腿痛，是一種正常的生

理現象。那麼，腰腿痛真的不是病嗎？答案很簡單：是病！

　　腰腿痛是由於腰椎長期負重，日積月累的微小損傷導致了腰椎骨質的退行性增生和椎間盤的萎縮，缺乏靈活性，腰椎負重力點不平衡，當受外力撞擊、強勁用力或姿勢不當時，極易損傷腰部肌肉、筋膜、韌帶、關節囊和其他組織；或者年輕時腰椎間盤脫出後纖維增生鈣化，壓迫損傷腰部的神經，可引起腰腿痛。

　　在腰腿痛的急性期由於軟組織充血、水腫、肌肉緊張，無菌性炎症產物堆積，刺激神經，將產生劇烈疼痛。而在慢性期則因軟組織之間發生粘連，壓迫神經，可出現持續性的隱隱酸脹疼痛。也可因天氣變化，引起體內血管收縮功能改變，誘發腰腿痛。勞累、飲酒、情緒急驟變化也可誘發。

　　因腰痛和下肢痛常合併發作，故稱為腰腿痛，它不是孤立的一種病，而是一組綜合症。腰部疼痛急性期劇烈，慢性期呈隱隱作痛，時輕時重。行走時腰部不能挺直，常需用雙手扶腰，躺臥時不能伸直仰臥，常呈彎腰屈臥的姿勢，腰肌緊張，壓痛點廣泛，腰部疼痛常放射到膝部，有時到足趾和小腿，伴有下肢跛行無力，日久可有一側下肢肌萎縮，感覺減退、遲鈍。直腿抬高試驗結果呈弱陽性或陰性，X光片可見骨骼退行性增生改變。

■造成腰腿痛的主要原因

　　造成腰腿痛的主要原因是：腰椎骨質增生，腰椎間盤突出，椎管狹窄，脊柱滑脫和脊柱畸形。

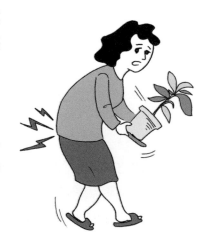

■腰腿痛的治療

1.藥物治療

●局部封閉，選痛點或神經根出口處注射醋酸強的松龍，每週1～2次。

●口服非甾體類消炎藥，如消炎痛、布洛芬、瑞力芬等。

●疼痛劇烈者可在醫生指導下給予強痛定或度冷丁對症治療，但須謹防藥物成癮。

2.推拿按摩療法。

3.針灸療法：取腰俞、命門、環跳等穴及壓痛點，每日1次；也可配合艾灸治療，效果更佳。

4.中成藥治療，如三七片、雲南白藥、舒筋活血片、傷濕止痛膏等。

5.中草藥治療，如三七、玄胡、紅花、當歸、丹參、獨活、赤芍、伸筋草等，辨證施治。

經多方綜合性治療症狀仍不減，甚至反而加重者，需考慮手術治療，如鬆解減壓等。

■腰腿痛的預防

臥硬板床，床面不宜鋪墊過厚，以免睡臥姿勢不佳而加重腰椎勞損。需要彎腰從地面搬物時，應先屈膝下蹲，不宜直腿彎腰用力搬物，搬物倒水時不宜強烈扭腰轉身，以免扭傷。

運動時，不管是否有腰腿病症狀，均可採用腰背肌功能鍛煉法，即平臥位，挺胸挺腹挺腰，使腰懸空，由五點支撐逐步過渡到三點支撐，俯臥時兩手兩腿翹起，每日3次，每次15～30分鐘，堅持不懈，既能增強腰腿部肌力，也能緩解腰腿痛症狀；配合其他運動更能事半功

倍，既可防患於未然，又可緩解已有的疼痛症狀。加強營養，多飲水，多食富含維生素類食物；還可配合使用紅外線、音頻等物理療法。

3.肩周炎

■什麼是肩周炎？

肩周炎是肩關節周圍炎的簡稱，其發病年齡多在50歲左右，故有「五十肩」之稱。它是以肩部酸痛和運動功能障礙為主要特徵的常見病，其發生多見於肩部有扭傷、挫傷史，以及慢性肩部損傷者，或肩部常受風寒者。病人肩關節僵硬，活動困難，好像凍結在一起一樣，因此又叫做「肩凝症」、「凍結肩」。

病人早期以肩部酸楚疼痛為主，夜間或冬季尤甚；靜止時疼痛劇烈，肩部活動不靈活，有僵硬感，局部怕冷；然後疼痛逐漸影響到頸部及上肢，肩關節活動受限，甚至肩部聳起（扛肩現象），抬臂上舉困難，也不能外展，不能做梳頭、脫衣、叉腰等動作；掏衣褲口袋也感困難，有人甚至根本不敢活動。

發病初期肩部肌肉常較緊張，後期則有萎縮現象。後期肩關節周圍的組織發生粘連，各種活動受到限制，肌肉萎縮明顯，疼痛反而減輕。

■肩周炎的預防

部分肩周炎可以通過以下措施得到預防或糾正：

1.肩部一定要保暖，不要受涼。

2.適當的運動，可做柔軟體操、太極拳、八段錦等，不僅可使局部血液循環暢通，還可加強肩部關節囊及關節周圍軟組織的功能，從

而預防或減少肩周炎發生。

　　3.肩周炎發生後，最重要的是及早對患側進行主動和被動的肩關節功能鍛煉，如彎腰垂臂擺動、旋轉、正身爬牆、側身爬牆、拉滑車等。

　　4.要忍痛堅持復建。無論是主動的或被動活動，病人都會感到疼痛，且肩部功能的恢復不會很快，但只要堅持是可以痊癒的。

　　5.由於骨折後而引起的肩周炎患者，應待骨折完全癒合後方能進行適當的治療。

　　6.高血壓、心臟病患者在運動時不可用力過猛，需小心行事。

■肩周炎的治療

　　一部分患者經復建後有可能自癒，但大部分患者須經有效的治療方能完全恢復。

　　1.藥物治療：目前還無特殊有效的藥物，一般多用對症的止痛藥物進行治療。

　　2.中藥治療：早期服用舒筋活血、通絡止痛的中藥治療，配合針灸、按摩、功能鍛煉，有良好療效。

　　3.針灸：取肩內陵、肩髃、肩貞、肩井、天宗等穴，每日一次；或配合熱敷、拔罐、溫灸，效果較好。

　　4.按摩：用拇指或中指端按揉肩內陵、肩髃、天宗、肩貞等穴各1～2分鐘，並用拿捏、搓、抖等手法配合肩關節活動法治療，效果也很好。

國家圖書館出版品預行編目資料

更年期就要這樣過 / 高政南著. -- 初版. --
新北市：金塊文化,2017.01
176 面 ;17 x 22.5公分. -- (實用生活 ; 30)
ISBN 978-986-93223-7-9(平裝)
1.更年期 2.婦女健康
417.1　　　　　　105024161

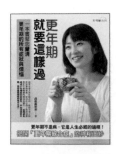

金塊◆文化

作　　　者：高政南
發 行 人：王志強
總 編 輯：余素珠
美 術 編 輯：JOHN平面設計工作室

出 版 社：金塊文化事業有限公司
地　　　址：新北市新莊區立信三街35巷2號12樓
電　　　話：02-2276-8940
傳　　　真：02-2276-3425
E - m a i l：nuggetsculture@yahoo.com.tw

匯 款 銀 行：上海商業銀行 新莊分行（總行代號 011）
匯 款 帳 號：25102000028053
戶　　　名：金塊文化事業有限公司

總 經 銷：商流文化事業有限公司
電　　　話：02-55799575
印　　　刷：大亞彩色印刷
初 版 一 刷：2017年1月
定　　　價：新台幣270元

Copyright ©高政南編著，北京人民衛生出版社有限公司出版，
授權金塊文化事業有限公司在臺灣地區出版發行中文繁體字版本。

ISBN：978-986-93223-7-9（平裝）
如有缺頁或破損，請寄回更換
版權所有，翻印必究（Printed in Taiwan）
團體訂購另有優待，請電洽或傳真